Otto Glanzmann

Alzheimer
Das Tagebuch
1988 - 1995

```
Aus dem Leben einer Alzheimer-Kranken

Anna Margaritha (Greti) Glanzmann-Kübli
   15.August 1911 - 1.Oktober 1995
```

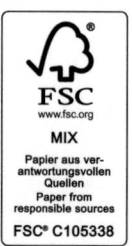

Impressum

© 2015 Copyright Otto Glanzmann und Hans Glanzmann.
Alle Rechte vorbehalten.

Abschrift der Handschriftaufzeichnung in Deutsch und zum Teil in Schweizer Mundart
Erste Auflage Mai 2015

Nachlass Hans Glanzmann, CH Nottwil, h.glanzmann@bluewin.ch
Textabschrift, Lektorat: Flavia Nodari

Herstellung und Verlag: BoD – Books on Demand, Norderstedt
ISBN 978-3-734-79310-3

Vorwort

Die Krankheit Alzheimer

Niemand versteht sie, nicht der Betroffene, nicht die Betroffene, nicht die Aussenstehenden, und die Nahestehenden nur langsam, weil sie langsam kommt, unbemerkt am Anfang. Sie ist da, doch man will sie nicht wahrhaben. Doch die Symptome werden stärker und sie häufen sich in immer regelmässigeren Abständen – und plötzlich kann man sie nicht mehr übersehen.

(TIME JUNI 2014)

Das Tagebuch

Das Tagebuch beschreibt das Leben des 80-jährigen Ehemannes mit seiner an Alzheimer erkrankten Ehefrau während ihrer letzten Lebensjahre. Es erlaubt einen tiefen Einblick in die Problematik im Zusammenleben mit der Krankheit und den Anforderungen an einen Partner, an die Kinder, die Bekannten, die Nachbarn und an die Gesellschaft, in der die Betroffenen leben.

Die Familie

Die Familie lebte mit den zwei Söhnen Walter und Hans, geboren 1934 und 1936, und mit der 1944 geborenen Tochter Verena von 1944 bis 1980 am Fridbach in Zug. Für uns Kinder war es ein Paradies. Der Vater war Privatgärtner bei der Familie Gyr, pflegte die Gartenanlage am See, kultivierte Gemüse und Blumen und betrieb einen grossen Obst- und Beerengarten. Wir Kinder besuchten die Schulen in damals noch schlafenden Zug. Die Familie war in der Stadt bald fest vernetzt. Einige Jahre nach der Pensionierung des Vaters zogen die Eltern 1980 nach Cham und 1988 weiter in das umgebaute Kindheitshaus der Mutter in Matten bei Interlaken. Der Mutter gefiel dieser Wechsel gar nicht. Sie fühlte sich in Matten, ihrem Geburtsort, den sie vor 55 Jahren verlassen hatte, total fremd. Erste Symptome der Alzheimer Krankheit bei der Mutter wurden von der Tochter Verena 1980 erstmals beschrieben, ohne diese aber einer Ursache zuschreiben zu können. Beim Umzug nach Matten 1988 verstärkten sich die Anzeichen deutlich.

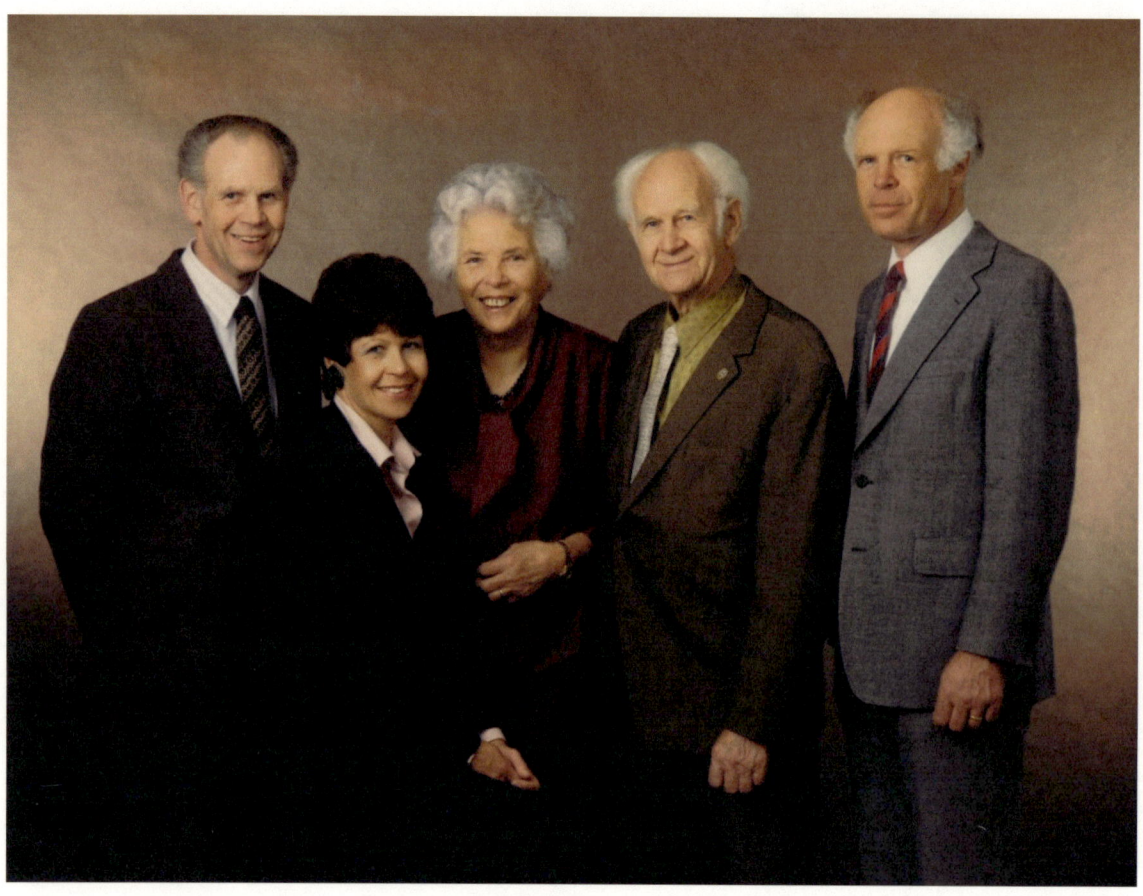

Die Familie Glanzmann: Walter, Verena, Mutter Greti, Vater Otto, Hans; April 1988

Die Eltern

Die Mutter war für uns Kinder ein Vorbild. Immer lieb, fröhlich und hilfsbereit. Ich hörte in meinem ganzen Leben nie ein böses Wort zwischen meinen Eltern. Ihr Beispiel machte es uns leicht, fröhlich und unternehmungslustig zu sein. Mein Bruder und ich waren immer frei. Wir gehorchten, sahen unsere Wünsche im Rahmen des möglichen erfüllt und hatten ein schönes Leben. Der Vater und die Mutter führten uns ohne viele Worte. Mit ihrer starken Ausstrahlung und dem dosierten Zugeständnis von Freiheit zeigten sie uns wie das Leben läuft. Ihr Vertrauen in uns und unser Vertrauen in unsere Eltern war schlicht lückenlos. Mein Bruder und ich gingen schon mit 9 Jahren auf tagelange Wanderungen in die Berge und machten im Lehrlingsalter wochenlange Hochgebirgstouren, oft ohne Kontakt mit zuhause bis zur Heimkehr. Die Mutter betreute uns Knaben liebevoll und bestimmt und führte den Haushalt mit den vorhandenen engen Mitteln mit einer natürlichen, offenen Art. Die Schwester kam acht Jahre nach mir zur Welt und war eine natürliche Bereicherung. Sie war für mich wie ein Gast, für den wir Knaben ein Teil der Betreuung übernahmen.

Die Kinder sind ausgeflogen

Wir als Erwachsene mit unseren eigenen Familien wohnten weit weg. Der berufliche Alltag in meinem Aufgabenbereich mit 300 Mitarbeiter und Mitarbeiterinnen hat mich ausgefüllt und ich habe die Eltern nur selten besucht.

Auch war der Vater bei meinen Besuchen eher kritisch und bemängelte meine allzu seltenen Besuche. Das entsprach der Wahrheit. Er erwartete bei der Betreuung der Mutter tatkräftigte Unterstützung ohne diese konkret zu nennen. Frei angebotene Unterstützung lehnte er eher ab. So wollte ich ihm beim seinem geplanten Umbau des 400-jährigen Hauses aktiv beistehen. Ich habe mit meinem Architekten die Liegenschaft analysiert und eine Lösung mit Kostenvoranschlag vorgelegt, welche er aber kompromisslos ablehnte. Später hat er sich dann beklagt, dass ich ihm beim Umbau nicht beigestanden sei. So war es immer schwierig, denn er wollte alles selber machen und die Probleme nach seinem Plan lösen.

So hatte er auch Mühe, bei der Pflege der Mutter fremde Hilfe anzunehmen. Dies wurde besonders manifest nachdem er mit ansehen musste, wie unsere Mutter im Spital mit Drogen ruhig gestellt wurde, damit der normale Klinikablauf sichergestellt werden konnte.

Mein Vater war auch extrem sparsam. Zum Beispiel machten wir im Knabenalter eine dreitägige Hochtour zum Wetterhorn. Obschon es herrliches Wetter war, bogen wir nach dem Dossensattel in das Urbachtal ab, anstatt wie als Ziel geplant auf den Gipfel hochzusteigen. So wurde Zeit gespart und der taxpflichtige Aufenthalt in der Gaulihütte durch das Übernachten in einem verlassenen Stall im Tal ersetzt.

Die Krankheit erkennen

Ich habe anfänglich die komischen Veränderungen meiner Mutter während der weit auseinanderliegenden und oft kurzen Besuche gar nicht als krankhaft erkannt, oder nur als eine mit meinem Besuch zusammenhängende Verhaltensänderung wahrgenommen. Oder ich hatte sie einfach nicht wahrnehmen wollen. Meine Schwester Verena bemerkte erstmals 1980 beim Umzug von Zug nach Cham ein komisches Verhalten der Mutter, konnte es aber keiner Ursache anders als der Umzugsproblematik zuschreiben. Beim erneuten Umzug 1988 von Cham nach Matten bei Interlaken in das umgebaute Mutterhaus hatten sich die Symptome so verstärkt, dass das krankhafte Verhalten das Lebensbild der Mutter schon dominierte. Sie schien sich in der alten Umgebung überhaupt nicht mehr zurechtzufinden. Die Krankheit wurde schnell stärker und verschlechterte das Leben der Mutter zunehmend. Dieser Zustand machte eine normale Integration in die neue Umgebung unmöglich. Niemand will sich mit einer Alzheimerkranken neu befreunden. Und die über Jahrzehnte gelebten Freundschaften in Zug waren geographisch weit weg. Die Tochter Verena glaubt, dass der Wegzug aus der vertrauten Umgebung in Zug nach Cham, aber insbesondere in das entfernte Matten, die Krankheit extrem beschleunigt hat.

Die Krankheit nimmt sich die Mutter

Unsere Mutter wurde von der Alzheimer Krankheit langsam umgarnt. Von mir, dem jüngsten Sohn und dem in Dänemark lebenden Bruder beinahe unbemerkt. Von der jüngeren Schwester wurden die Symptome früher erkannt, ohne diese zuordnen zu können. So um 1990 wurde die Krankheit jedoch so manifest, dass meine Mutter einer dauernden Beaufsichtigung bedurfte. Mein Vater wusste nie, was sie nächstens für eine unerklärliche Aktion ausführen oder etwas irgendwohin verlegen würde, sodass es nicht mehr wiedergefunden werden konnte. Für Aussenstehende war dieses Verhalten aber noch nicht auf Anhieb erkennbar. Doch ab 1995 wurde eine Betreuung während des ganzen Tages erforderlich, welche Aufwand und Zuneigung wie bei der Kleinkindpflege bei weitem überstieg. Die grosse Herausforderung lag in den extremen Gemütsschwankungen, dem starken, oft sturen Willen und den nicht voraussehbaren Wutausbrüchen und bösen, kräftigen Tätlichkeiten gegenüber dem betreuenden Vater. Diese wurden dann wieder von friedlichem und liebendem Verhalten abgelöst. Beim oft widerspenstigen Verhalten der Mutter, bei Stürzen oder bei der hygienischen Betretung war unser über 80jähriger Vater im Grunde bei weitem überfordert. Er fand aber den Willen, die Begeisterung, das Einfühlungsvermögen, die Ausdauer und die Kraft, der Mutter Tag und Nacht ununterbrochen über Jahre beizustehen. Er akzeptierte die schwierigen Stunden und genoss und liebte die Momente des friedlichen Verhaltens. Mit physiologischem Geschick motivierte er die Mutter und überbrückte Angriffe und Wutausbrüche, die bei gesunden Menschen schon längst zu einer Verurteilung wegen Tätlichkeiten geführt hätten. Und immer wieder fand er den Weg die Mutter zu einer lieben, anschmiegsamen Partnerin zu führen. Mit täglichen, ausgedehnten Wanderungen hielten sich die Beiden körperlich fit, bis dann in einer nächsten Phase der Vater die Wanderungen mit der Mutter im Rollstuhl fortführen musste.

Alleine

Die Aussenstehenden helfen nicht. Sie akzeptieren das Auftreten einer Alzheimerkranken Frau in ihrer Umgebung nur schwer oder gar nicht. Da gehen die Menschen der Sache aus dem Weg. Sie bewundern den Betreuer, doch sie wollen nicht Teil der Schicksalsgemeinschaft sein. Die Kranke und ihr Betreuer gehören nicht zur Gesellschaft. Der Vater war, je schwerer die Krankheit der Mutter wurde, mehr und mehr alleine.

Er konnte die Mutter nicht an Veranstaltungen mitnehmen. Wenn fremde Hilfe vielleicht auch möglich gewesen wäre, so getraute sich der Vater nicht, die Mutter anderen zur Betreuung anzuvertrauen. Das Verlegen der Mutter in ein Pflegeheim war für den Vater daher auch nie eine Option.

Die Engel unter den Menschen

Doch es gab auch Nachbarn die ihm in bewundernswerter Art beistanden. Eine ehemalige Operations-Krankenschwester, Frau Esther Brunner, war immer wieder für ihn da, wenn er nicht mehr weiter wusste oder wenn er aktive Hilfe brauchte. Sie kam. Er konnte sie auch zu

Unzeiten anrufen und um ihren Rat oder auch um ihre Hilfe bitten. Ich nenne Sie den „Engel unter den Menschen". Sie tat unendlich mehr für die Mutter und den Vater als wir Kinder zusammen in dieser Zeit getan haben.

Dann war da noch sein Freund Marcel Jaunin, ein ehemaliger Weinhandels-Chauffeur der immer wieder beim Vater vorbei schaute, ihm mit seinem positiven Denken und Handeln beistand und ihm Zuversicht gab. Er fuhr auch mit seinem Auto die Mutter auf kleinen Ausflügen. Da sie beim Ein- und Aussteigen oft beinahe unlösbare Probleme bereitete, war es seine Ruhe und sein grosses Einfühlungsvermögen, was vieles zum aufbauenden Erlebnis machte. Immer und immer wieder schaute er im Haus vorbei und war dem Vater ein wirklicher Kollege, ein geselliger Gesprächspartner und wohl die zuverlässigste männliche Stütze. Auch seine Tochter Margrit Smigoc-Jaunin brachte bei ihren regelmässigen Besuchen mit ihrem fröhlichen und unkomplizierten Wesen und Taten strahlendes Licht in die Stube. Die engste Schulfreundin der Mutter, Berti von Allmen und auch Kati Widmer waren immer wieder umsorgend und ein Beispiel der währenden Freundschaft.

Das Pflegeheim

Die Einweisung der Mutter in ein Pflegeheim lehnte der Vater ab. Er hatte erlebt, wie sie während eines Spitalaufenthalts mit Drogen beruhigt und mit klaren, harten Aktionen in den industriellen Ablauf der Klinik eingefügt wurde. Dieser Umgang hatte ihn so schockiert, dass er es nicht für menschlich verantwortbar hielt, die Mutter in solch einen Apparat abzugeben! Auch die voraussichtlichen Kosten dürften für ihn eine zusätzliche Hemmung gewesen sein. Er lebte immer sparsam. Vater war besonders in den jungen Jahren der Familie extrem geprägt worden, mit wenig Geld zu überleben. Zum Heizen holten wir das Holz selbst im Wald; das Gemüse pflanzten wir im Garten an. Diesem ausgeprägten Kostendenken blieb er treu.

Das eigene Leben der Kinder

Nach dem Ausfliegen von zu Hause und meiner Heirat hat sich meine Bindung zu meinen Eltern verflacht. Während meiner 8 Jahre in den USA hatten wir nebst einem längeren Besuch von ihnen bei uns in den USA, nur regelmässige Brief- und Fotokontakte. Nach der Rückkehr in die Heimat und die berufliche Übernahme von Führungsfunktionen, kümmerte ich mich wenig um das Privatleben der Eltern. Mein älterer Bruder lebte schon seit seinen 20er Jahren in Dänemark. Er war sehr hilfreich und er erkannte Bedürfnisse schnell. Doch die Trennung durch die über tausend Kilometer weite Entfernung erschwerte einen engen Kontakt.

Alzheimer Kommunikation

Es schien dass die Mutter auch in den letzten Jahren der Krankheit alles aufnahm, was um sie herum geschah, was gesagt und getan wurde. Sie war oft sichtbar empfänglich für liebe Worte und Handlungen, aber auch bereit, plötzlich brutal und gewaltsam zu handeln. Doch sie konnte nicht mehr kontrolliert reagieren, nicht mehr kontrolliert handeln, sich nicht mehr entsprechend situativ ausdrücken.

Die Ehe

Unser Vater hat die Mutter während der langsam zunehmenden Krankheit anders, aber wohl mehr geliebt als zuvor. Er konnte alles immer genau wahrnehmen. Hier gab es keine Schuldzuweisungen - nur Geduld und Verständnis. Es war eine andere Liebe als bei jungen Menschen. Es war eine Verbundenheit, eine Hingabe, bei der all sein Denken und Handeln ausschliesslich auf das Wohl seiner Frau, seiner Geliebten ausgerichtet war. Wo das Berühren und die erotische Nähe in jenen Momenten, in denen die Partnerin, die Geliebte dies wünschte, auch während der Krankheit gelebt werden konnten. Vater war ein Mensch der mit seinem Tun und seinem Sein alles überstrahlte. Ein Mensch der seine Liebe und Zuneigung zur Mutter auch nach 60 Jahren Ehe wohl anders, aber noch tiefer als in den ersten Jahren gelebt hat.

Dank

Otto Glanzmann hat sein Tagebuch über das Leben mit seiner an Alzheimer erkrankten Gemahlin in seinen stillen und emotionalen Stunden geschrieben und beinahe geheimnisvoll abgelegt. Doch es war Elisabeth Brunner-Gyr, die vom handgeschriebenen Tagebuch wusste, dieses ausfindig machte und die nicht immer leicht zu lesenden Aufzeichnungen zurück ins Licht brachte. Sie kannte, als Tochter von Karl Heinrich Gyr, den Familien-Privatgärtner und seine Gattin seit über fünfzig Jahren. Frau Brunner-Gyr hatte die Vision, die Geschichte des Glanzmann-Paares als einen wesentlichen Beitrag der Alzheimer Forschung zur Verfügung zu stellen. In Flavia Nodari fand sie eine interessierte und begabte Redakteurin, die das Werk zu einem verständlichen Buch zusammenführte. Ein grosser Dank geht an diese Menschen, die dieses Werk möglich machten.

Hans Glanzmann, Februar 2015

Das Tagebuch aus dem Leben einer Alzheimer-Kranken

Die ersten Vorzeichen

Noch ist mir das Wort und das Wesen" Alzheimer" unbekannt. Somit wurden diese Vorzeichen im nachstehenden Beschrieb ja auch nicht als solche erkannt.

Winter – Frühjahr 1988

Unser Hausumbau in Matten war im vollen Gange. Somit reisten wir am Anfang alle 14 Tage, später alle 8 Tage nach Matten. Nach und nach stellte Mami jeweils merkwürdige Fragen. So, wie kommen wir eigentlich nach dem Matten, bis Brünig weiss ich es noch, aber nachher habe ich keine Ahnung. Also erklärte ich es: vom Brünig fahren wir nach Meiringen und dann Brienz und Interlaken. Langsam verwischten sich auch die Begriffe v. Hausbau. Warum wird da alles herausgerissen. Als wir eines Tages vor dem grossen Loch standen, vom Keller bis zum Dach, da war es schockiert. Etwas geriet aus den Fugen, wie man so sagt. Für mich kam die Zeit der Zweifel. Ich fing an zu grübeln. Es war keine Freude an einem Neubau fest zu stellen. Gewisse Ahnungen die ich schon immer hatte, bekamen Gestalt. Hat Mami Angst, in das Dorf seiner Jugend zurück zu kehren? Würden da Erlebnisse wieder hervor geholt? Teilweise waren sie mir bekannt, aber sicher lange nicht alle. Ich für mich war voll mit dem Bau beschäftigt, da ich ja alles mit den Handwerkern plante. Mami zeigte wenig Interesse. Es wurde über alles orientiert oder befragt. Seine Antworten waren diplomatisch: Das kann ich ja nicht wissen, mache es so wie Du es für gut hältst. Es machte einfach mit, aber nicht mehr.

3. Juni 1988

Der Zügelwagen der Firma Bucher-Bitsch Zug wurde bereitgestellt und wurde am Abend beladen. Mami wurde immer nur noch Zuschauer. Es ging ihm zu schnell, um noch mit zu bekommen, was da vor sich ging.

4. Juni

Der Rest, was wir noch gebraucht haben, wird verladen. Dann einsteigen. Abschied nehmen. Es war auch für mich schwer. Für unser Leben gab es einen gewaltigen Riss. 45 Jahre Zug verschwanden in der Vergangenheit. Und hier ist es bei Mami passiert. Der Bruch ist perfekt. Seine späteren Aussagen: Ich weiss noch, dass ich in ein Auto gestiegen bin, aber dann ist alles wie ausgelöscht. Scheinbar hat es die ganze Fahrt nicht mit bekommen. Es hat keine Ahnung mehr wann es gefahren ist. Das Einräumen hat es teilnahmslos mitgemacht. Ich glaubte, dass es sich nach und nach an die neue Umgebung gewöhnte und die Freude an unserem Haus wuchs laufend. Wenn Besuch kam, zeigte es mit Stolz die Wohnung.

In meinem Tagebuch fehlen Berichte, die sich auf den Zustand von Mami beziehen. Somit ist anzunehmen, dass unser Leben sich wieder in die normale Bahn eingespurt hat. Wir machen kleine und grosse Wanderungen.

Mittwoch 2. Aug.

Fahrt nach Zug – Liebfrauenhof. Haluxe und Zehen operieren bei Dr. N. Ich nehme bei Schallers Kost + Logis.

Donnerstag 3. Aug.

Mami wird operiert. Nun treten Schwierigkeiten auf. Es wird in die Intensiv verlegt. Wutanfälle. Es kommt ein Gitter ans Bett.

Samstag 5. Aug.

Mein Tagebuch: Mami hat wieder Depressionen. Der psychische Zustand von Mami bleibt beunruhigend. Man schreibt es der Narkose zu.

16. Aug.

Heimfahrt nach Matten.

Am 18. Aug. Eintrag:

Mami kann sich nicht freuen daheim. Die Gedanken gehen wirr durcheinander. Die Anzeichen von Alzheimer werden immer deutlicher, werden aber von niemandem wahrgenommen.

23. Aug.

Mami zur Kontrolle zu Dr. W. Dieser Mann gefällt uns gut.

28. Aug.

Michael und Uschi Endress aus Hamburg kommen. In dieser Zeit ist Mami eigentlich gut zwäg. Anfälle fehlen.
Die Eintragungen über schlechten Zustand nehmen zu.

4. Sept.

Mamis Zustand ist bedenklich.

15. Sept.
    Erste Konsultation bei Frau Dr. P, Psychiatrie. Hier sei vorweggenommen, eine Frau der es nur ums Geld geht, der Mensch ist Nebensache. Da ich meine der Zustand käme vom Ortswechsel, hoffte ich durch Behandlung etwas zu erreichen. Alles vergebens. Körperlich war Mami in der ganzen Zeit sehr beieinander. Der Fuss war wieder intakt. Wanderungen am Harder, Blicki - Ringgenberg gingen mit Freude u. anstandslos. Im Tagebuch ist immer wieder von Depressionen zu lesen. Doch sind viele erfreuliche Wanderungen vermerkt. Da es ein milder Winter ist, ist ja Wandern ein Vergnügen.

1989

9. Febr. 1989
    Wir wechseln zu Dr. K, Nervenarzt. Er will nichts wissen von Folgen einer Ortsveränderung, das Ganze schiebt er dem Alter zu. Auch von Alzheimer kein Wort.

9. März
    Konsultation bei Dr. K. Er operiert mit Beruhigungsmitteln, Depressionen bleiben. Der Frühling verläuft in gleichmässigem Rhythmus. Wandern sehr gut, daheim schlechter. Depressionen wechseln mit Wutanfällen. Dr. K greift mit Medizin ein, die aber bald gewechselt werden muss.

Vom 13. – 17. Mai
    Ferien bei Schneiders Wengliswil. Mami verhält sich gut, bis eine böse Störung. Es wird tätlich! Vreni ist schwer beeindruckt. Aber es normalisiert sich wieder.

Mai – Juni.
Es folgen schöne Wanderungen. Eine nach Habkern wurde von einem schweren Anfall getrübt. Mami weigerte sich auf einmal weiter zu gehen u. will zurück. Es entwickelte sich eine wüste Schlägerei, denn ein Zurück gab es nicht mehr. Fluchtartig über den Abhang hinunter. Ich musste schwer durchgreifen. Vor dem Dorf Habkern beruhigte es sich wieder u. die Heimfahrt ging ohne Widerstand. Wanderungen ins Lauterbrunnental waren ein grosses Ereignis, ebenso Schynige und Stockhorn. Wer glaubt, dass Mami von dieser schweren Krankheit gekennzeichnet ist?

2.-8. Juli
    Ferien in Martell-Tal – Südtirol. Unglaublich wie sich Mami hielt. Aber aufpassen, ja nicht etwa irgendetwas verabreden, sonst läuft sie einfach weg. Immer betreuen. Sie macht schwierige Partien mit. Ein Besuch im Katharinahof war auch für

Mami ein grosses Erlebnis, z.B. Herta wieder zu sehen. Diese Ferien die wir doch genossen haben sind in Erinnerung geblieben.

3. Aug.

Beim Notar Bettler den erweiterten Erbvertrag unterzeichnen. Noch war Mami so beieinander, dass es als voll zurechnungsfähig erklärt wurde. Wir hatten Glück gehabt. Ich konnte es noch wagen in Gesellschaft zu gehen, so Brienzerrothorn mit den Hauseigentümern und die 78. Jahrfeier von Mami im Hotel Viktoria.

Am 28. – 31. Aug. bei Schallers in Cham. Mami konnte noch jassen und war im Umgang mit Leuten noch ganz gut.

Sept. – Okt.

Die allgemeine Verfassung wird immer kritischer. Aufpassen wegen davon laufen. Eine ständige Überwachung wird nötig.

15. Okt.

Eintrag: Davon gelaufen v. 13.30 – 18.00h. Portemonnaie verloren, zum Glück bei der Brauerei wieder gefunden von Knabe Hotel Waldhaus.

16. Okt.

Wieder davon gelaufen, hatte Handtasche bei sich, diese ist seit diesem Tag nicht mehr gefunden worden, trotz Identitätskarte und 1/2Tax-Abo. wurde sie ihm abgenommen. Anfälle häufen sich.

29. Okt.

Mami hat schweren Wutanfall. Entwickelte unheimliche Kraft. Am 28. Hatte uns Dr. K guten Mut gemacht!

5. Nov.

Wieder Ausbruch. Ich verfolgte sie im hintendrein, unheimlich schnelle Gangart. Kreuz und quer durchs Dorf, dann Rugen-Rundweg.

28. Nov.

Scheinbar ein schwarzer Tag. Nachmittags u. abends schwere Anfälle, verweigert Essen. Dank dem milden (Wetter) konnten wir noch schöne Wanderungen machen. Aber Depressionen – Anfälle häufen sich. Valium muss eingesetzt werden.

1990

1. Jan. 1990
   Für mich ist der 24-Stunden-Tag zur Regel geworden. Es greift mich an.

19. Jan.
   Velounfall – Fussgelenk gebrochen – Spital - gipsen.

20. Jan.
   Wir dislozieren zu Hans nach Nottwil. Für mich eine grosse Erleichterung, endlich ausruhen zu können. Es war eine schöne Zeit, da wir 2 waren um Mami zu betreuen. Von Erika liess es sich meist gut anziehen.

Febr. – März.
   Die Eintragungen zeigen ein Ansteigen der Störungen. Vergesslichkeit nimmt zu, auch verweigert es zeitweise das Laufen. Die Überwachung muss perfekt sein. Die Eintragungen zeigen vermehrte Störungen, mit Widerstand, davon laufen u. extreme Gemütsschwankungen.

Sonntag 1. April
   Fahrt nach Waldegg u. Wanderung nach Habkern. Bald zeigt sich Widerstand. Sie will dort laufen wo sie will. Plötzlich kehrt sie um, will wieder zurück, nach kleinerem Disput kommt sie wieder. Aber ausserhalb vom Wald ist der Widerstand perfekt. Ständig reisst sie aus. Bei den ersten Häusern ist sie nicht mehr zu halten. Rennt davon den Berg ab. Bis ins Dorf habe ich Mühe, sie auf dem Weg zu halten. Beim Bus wird sie wieder ruhiger.

6. April
   Geburtstag, aber Mami realisiert nichts, auch das gute Essen passt ihr nicht. Die weiteren Eintragungen zeigen keine grossen Veränderungen. Etwa müde, passiv.

24. April
   Mami spinnt, das heisst es ist wirr, was noch 2 Tage anhält.
Die Tage bis Ende April zeigen gute Konstitution zum Wandern. Sonntag Wanderung Stechelberg – Lauterbrunnen und Harder und Fahrt zu Frieda mit Wanderung nach Lauwil, sehr gut in Stimmung.

1.Mai
   Mami ist mir fortgelaufen, wurde von Frau Lerch gegen Wilderswil gesehen, ging sie holen, war total verstört. Ich muss erhöhte Wachsamkeit einschalten.

13. Mai
   Dia anschauen, noch kommt Mami mit, es hat auch gewisse Erinnerungen.

12. Juni
   Fahrt mit Erna und Maja ins Urbachtal. Bin erstaunt wie es auflebt und alles, resp. vieles geniesst.

17. Juni
   Fahrt auf die Schynige Platte bei herrlicher Flora. Mami ist nur teilweise bei der Sache, habe zeitweise Mühe es zum Weitergehen zu bewegen. Ich habe Angst vor Flucht.

25. Juni
   Fahrt mit Marcel nach Wengliswil via Murten – Avanches – Dillingen. Mami nimmt die Fahrt gut auf. In Murten beim Mittagessen Mühe dass sie bleibt, aber es geht. Auch eine Fahrt auf den Gurnigel mit Ernst geniesst sie.

- *Vermerk vom Autor*
  Die nachfolgenden 5 Blätter sind rekonstruiert. Die Originale wurden von Mami am 2. Juli zerrissen und ich habe sie nach Möglichkeit wieder lesbar gemacht.

27. Juni
   Tag der Heimfahrt von Wengliswil. Schon am Vormittag Anfall, aggressiv und tätlich. Störungen auf der Heimfahrt. Daheim noch schlimmer.

27. Juni
   Tag der Heimfahrt von Wengliswil. Schon am Vormittag Anfall, aggressiv und tätlich. Mir macht die Heimfahrt Angst. Störungen auf der Heimfahrt. Daheim angekommen noch schlimmer. Dieser Zustand hält noch Tage an bis es am 3. Juni 90 zu einem beängstigenden Anfall kommt. Wirr, ruft um Hilfe, sieht Geister, läuft am 4. Juli wieder davon. Die Vorwürfe an mich mehren sich, sie ist aggressiv.

5. Juli
   Sie macht mich völlig fertig!

14. Juli
   Ankunft von Walter und Jytte. Was in Mami vorgeht ist schwierig zu sagen. Am 15. fahren wir zusammen zu Aeschlimann. Autofahren behagt Mami.

17. Juli
   Die Jungen wollen eine Thunerseefahrt machen. Mami weigert sich, also daheim bleiben.

19. Juli
   Mit Walter Fahrt an den Oeschinensee. Verwunderlich wie sich Mami gut hält, sogar den Abstieg ins Dorf. Am Abend müde aber doch verträglich. Fahrt nach Ballenberg. Treffen mit Vreneli und Urs. Mamis Zustand befriedigend, muss aber gut betreut werden.

24. Juli
   Ein schwarzer Tag nach einer schlechten Nacht. Eine Fahrt zu Frieda nach Liestal müssen wir unterlassen. Am Abend Anfall mit Tätlichkeiten. Total verwirrt.

29. Juli
   Mamis Anfall am Sonntagmorgen: Tel. mit Hans Michel, hätte gerne wenn sie zu uns kämen. Absagen. Wir gehen in den Garten und schon ist es geschehen. Schenkelhalsbruch Notfallarzt – Ambulanz – Spital. Am Nachmittag operieren. Unruhige Nacht.

30. Juli
   Ich bin den ganzen Tag bei Mami. Essen eingeben. Sie phantasiert. Das gleiche am 31. Juli. Der Zustand wird für die anderen Patienten unerträglich. Sie wird in ein Einzelzimmer verlegt.

1. Aug.
   Ich bin wieder bei ihr. Sie erkennt mich. Essen geben. Am Abend gehässig, ich verabschiede mich.

Die Tage im Spital verlaufen in einem gewissen Rhythmus. Wenn sie allein ist, spielt sie mit der Bettwäsche, abziehen, verknüpfen. Klagt über Schmerzen.

8. Aug.
   Erneut operiert. Um 3 Uhr gehe ich zu ihr. Ist unruhig, löst Verband, ich bin ständig auf Draht. Am Abend Anfall.

12. Aug.
   Es geht Mami laufend besser. Rollstuhlfahrt am Abend - erstmals laufen.

15. Aug.
   Mamis Geburtstag Besuch von Vreneli und Lydia. Am Abend Hans und Erika. Nachtessen Iseltwald. Mami's Zustand moralisch und körperlich gut. Die kommenden Tage wickeln sich in gleichem Rahmen ab. Laufen an den Stöcken, Rollstuhlfahren. Jeden Tag 5-6 Stunden bei ihr, Essen überwachen, ins Bett legen, auch WC. Ich bin voll bei meiner Aufgabe. Besuche mit auswärts essen gefallen Mami besonders.

26. Aug.
Michels auf Besuch. Wir nehmen Mami heim. Es ist sofort daheim, will alles anschauen. Eine Freude wie es auflebt.

Gegen Ende Monat mehren sich die Krisen, auch bei den Ausfahrten mit dem Rollstuhl. Geht man ein Kaffee trinken, muss plötzlich mit Widerstand gerechnet werden. Auch wird es immer schwächer.

11. Sept.
Eintrag: Vormittag gut, Nachmittag verwirrt, nur nicht mit ihr reden! So geht es weiter. Die Krisen sind eine schwierige Zeit – man ist auch oft machtlos.

23. Sept.
Erika und Frau Margrith Eggenschwiler auf Besuch. Sie holen Mami heim. Sehr gut aufgelegt auch zum Laufen. Erkundet das ganze Haus.

25. Sept.
Mami geht ohne Stöcke und ist sehr gut aufgelegt. Für mich eine grosse Überraschung.

30. Sept.
Marcel holt Mami heim am Nachmittag Ausflug nach Brienz. Kleiner Zwischenfall im Restaurant – sonst ist es sehr glücklich.

1. Okt.
Scheinbar hat der gestrige Tag seine Spuren hinterlassen. Mami ist lieb und hatte einen guten Tag. Die Tage bis am 9. Okt. waren relativ ausgeglichen. Im Allgemeinen lieb. Die Schwestern nehmen die kleinen Scharmützel mit Ruhe hin.

9. 10.
Verlegung zum Sohn Hans und Erika nach Nottwil mit Marcel. Die Tage bis am 17. Okt. waren im Ganzen ausgeglichen. Ich konnte mich ganz Mami widmen. Nachts 2-3 Mal aufstehen. Meistens schon am Vormittag laufen - nachmittags gute 3 Std. – gegen Ende können wir sogar die Stöcke ganz weglassen.
Mit Erika hatte es ein gutes Verhältnis, jedenfalls war die Woche ein grosser Erfolg in körperlicher und psychischer Hinsicht.

19. Okt.
Die Krankheit zeigt sich von der totalen Seite. Schon in der Nacht unruhig, den ganzen Tag mehr oder weniger aggressiv. Mein Eintrag: Der Tag wird zu einem richtigen Horror!

21. Okt.
Wir machen den Rugen-Rundweg. Ich bin überrascht, wie sich meine Therapie auswirkt. Ich bin richtig stolz.

22. Okt.
Besprechung mit Herr Kocher, Fürsorger Spital. Zusicherung dass für Mami zu gegebener Zeit im Spital ein Pflegeplatz zur Verfügung sei.

25. Okt.
In der Nacht viel wach, Tags richtig abwesend, fantasiert regelrecht, eigensinnig u. aggressiv. Diese Zustände mehren sich. Plötzlich konnte es verweigern weiter zu gehen.

28. Okt.
Eintrag: Schwerer Wutanfall, ganzer Tag aktiv, am Abend müde.

29. Okt.
Wir gehen nochmals an den Mittagstisch, aber das letzte Mal. Das Essen wurde zu einer Vorstellung. Die moralische Belastung wurde für mich zu gross.

31. Okt.
Eintrag im Tagebuch: Seit dem Spitalaustritt ist eine konstante Verschlechterung festzustellen. Ein geistiger Zerfall wird offensichtlich. Verwirrtheit und Leere. Zum Glück ist sie körperlich, besonders die Beine gut beieinander.

5. Nov.
Unruhige Nacht – immer wieder aufstehen und sie redet wirr.

10. Nov.
Unruhige Nacht, macht mir Vorwürfe und ist aggressiv. Auch macht es die Notdurft auf den Boden.

16. Nov.
Mami auf dem Tiefpunkt. Verweigert das Essen und Spazieren. Die schönen Tage machen Mami aktiv. Wir machen schöne Wanderungen.

20. Nov.
Ist es der Föhn? Eigenartiges Benehmen, Grübeln, macht alles durcheinander, aggressiv.

23. Nov.
Erster Schnee, also eine extreme Wetterlage, die sich sicher auswirkt.

27. Nov.
Nach einer guten Nacht ein böses Erwachen. Verweigert das Anziehen, ist bös. Meine Nerven sind fertig.

29. Nov
Die Situation wird brenzlig. Wir sollten zur Fusspflege, es verweigert das Anziehen, richtiger Wutanfall. Endlich sind wir beim Bus, aber sie weigert sich einzusteigen. Auch am 30. eine gleiche Situation.

30. Nov.
<u>Monatsvermerk</u>: Der geistige Zustand verschlechtert sich. Keine Diskussion mehr möglich. 2-3x aufstehen in der Nacht hat sich eingependelt. Eine ständige Unruhe am Tag, Wutanfälle gehören zum Tagesablauf. Im Bett ist sie bis jetzt sauber geblieben. Das Laufen hat merklich nachgelassen. Immer mehr nimmt sie eine gekrümmte Haltung ein.

7. Dez.
Um halb 5 aufgewacht, will nichts anziehen, Wutanfall. Dr. W verordnet Haldol. Die Tage wechseln vom aggressiv zum lieb sein, von apathisch zur Tätlichkeit.

13. Dez.
Um 3 erwacht, will nicht mehr ins Bett. Ich muss sie einfach machen lassen. Um 8.00h liegt sie hilflos im Gang. Nun lässt sie sich ins Bett legen und schläft bis halb 1.000h. Dann wieder verwirrt und verweigert jede Hilfe. Zieht die unmöglichsten Sachen an.

14. Dez.
Verschmutzt den Teppich. Ein eigenartiges Benehmen fällt auf.

15. Dez.
Ein langer und ungestörter Schlaf von abends 20.00hh bis morgens 10.00h mit Unterbruch um 8.00h. Ein guter Tag.

19. Dez.
Die Nächte sind zum Verwundern gut, depressive und stark abwesende Zustände wechseln ab.

21. Dez.
Ein guter Tag, Haare waschen ohne Wiederstand. Ich gehe schnell nach Interlaken um Haldol zu holen. Ganz verängstigt empfing es mich. „Papi – Papi ich han Angst!" Wie sie mein Weggehen wahrgenommen hat!

24. Dez.
Weihnachtsfeier mit Vreneli, Hans und Erika. Mami war ruhig, nahm aber keine Teilnahme, auch vom Christbaum nicht. Ein Tag wie ein anderer.

29. Dez.
    Besuch von Albert und Marlis Auf der Mauer. Mami war ganz anders, aufgeräumt, gesprächig. Wir lachten viel. Mittag im Luegibrüggli ob Unterseen. Es genoss das Essen. Fahrt in die Chämihütte. Mami direkt lustig, sang auf der Heimfahrt. Abwechslung löst viele Verkrampfungen.

Das Jahr 1990
    Das Jahr 1990 brachte für Mami enorme Veränderung Richtung Endzustand. Verwirrtheit, Vergesslichkeit, Depressionen – Aggressionen.

Silvester 1990
    Wie ein Tag in zwei Extreme zerfallen kann. Der Morgen beginnt abnormal gut. Bis 8h schlafen wir beide. Dann kann ich mühelos Mami duschen. Morgenessen sehr gut. Dann mache ich meine Arbeiten, holzen, betten, rüsten. Mami grübelt überall herum, aber friedlich. Es hilft mir Wäsche hängen, die in der Nacht gewaschen wurde.
Mittagessen gut. Margritli war da und sagte wegen Ausverkauf bei Vögele. So wollte ich um halb 2.00h auf den Bus, aber es sperrte. So gingen wir um 2h. Heim sind wir zu Fuss. Ging ganz gut. Von halb 5.00h – halb 6.00h sassen wir auf dem Ofenbänkli. Friedlich wie wäre alles in Ordnung, fast wie einst im Mai. Um 6.00h Nachtessen. Heidelbeeren aus dem Garten u. Schlagrahm. Dann liess ich Mami noch etwas grübeln und wollte es dann ins Bett tun.
Zweiter Akt: Seine Sprache war verwirrt, wehrte sich zuerst noch ohne tätlich zu werden. Ich liess es eine halbe Stunde gewähren, dann setzte ich nochmals an. Nun war die Reaktion schon ordentlich härter. Also nochmals eine halbe Stunde Schonzeit. Um 8.00h setzte ich nochmals an, nun wurde sie aggressiv u. tätlich. Ich musste den Platz räumen, um eine wüste Schlägerei zu vermeiden. Um halb 9.00h geh ich wieder ins Schlafzimmer, sie sitzt auf einem Stuhl und fantasiert über Springen und ähnlichem. Aber nun scheint sie doch müde zu sein. Nach langem folgt sie mir und geht aufs WC und anschliessend widerstandslos ins Bett. Es ist 10 vor 9.00h, gute 2 ½ Stunden Widerstand. Mit dem Teddy[1] in den Armen schläft sie ein. Das war der Abschluss des Jahres. So etwas wie eine Übersicht.

---

[1] Teddy: Weicher, weisser, schlampiger Kuschel-Teddybär, ca. 50 cm gross

1991

1. Januar 1991

Geschlafen bis 3.00h, dann WC, aber nun ist fertig. Sie will nicht mehr ins Bett. Also, Morgenrock anziehen und dann verziehe ich mich. Die Sache wird aussichtslos. Ich schlafe bis halb 9.00h im Wohnzimmer. Mami war immer noch etwas gestört. Vor dem Mittag ca. ¾ Std. spazieren, dann Regen. Am Nachmittag Spaziergang Richtung Höhe. Wegen Regen gehen wir zu Beckers. Da taute Mami auf und wurde ganz angenehm, was bis ins Bett anhielt.

2. Januar

Angenehme Nacht, schlafen bis 7.00h, ankleiden, morgenessen ganz normal. Der ganze Tag war durch eine merkwürdige Ruhe gekennzeichnet - lieb und anhänglich. Es half mir beim Glätten. WC ohne mein Zutun. War das anhaltende Regenwetter, das diese Situation mitbrachte. Solche Tage könnte ich mir wünschen, da wäre die Pflege eine richtige Berufung.

Donnerstag 3. Jan.

Gute Nacht, gut erwacht. Anfang gut, dann Wutanfall. Es schläft u. stupst, muss kurz machen. Dann kehrt wieder Ruhe ein. Wir gehen an Mittagstisch, Verhalten ganz ordentlich. Alice Becker kommt zur Betreuung. Mami verhält sich soweit gut. Der Tag kann als gut bezeichnet werden.

Sonntag 6. Jan.

Die Zeit vom 3. bis heute ist ohne grosse Krisen verlaufen. Die Nächte waren gut, nur am Morgen das frühe Aufstehen bereitete Mühe. Das Verhalten von Mami zeigte eine sichtbare Verbesserung. Die Symptome wie knüpfen, rollen, zusammenhanglose Palaver sind deutlich geblieben. Der Teddy spielt nach wie vor eine grosse Rolle im Bett.

Mittwoch 9. Jan.

Die Zeit seit Sonntag ist im Allgemeinen gleich geblieben. Kleine Störfeuer aber sonst ruhig. Eine Rugen-Rundwanderung verlief sehr gut
Doch heute, 9.1., kam die grosse Ernüchterung. Wie schon gestern verweigerte sie das ins Bett gehen. Heute kam es zum Wutanfall. Ich setzte nochmals an, liess sie aber gewähren. Um 9.00h forcierte ich, aber wegen Tätlichkeiten musste ich aufgeben. Ich liess sie vor dem Bett liegen, wo sie einschlief. Die Medizin unverändert. In den letzten 2 Nächten machte sie sich für Liebe bemerkbar. Hoch und Tief liegen beieinander.

11. Jan.

Die zwei letzten Nächte waren durch Unruhe und Trotz geprägt. Mami wollte nach dem WC nicht mehr ins Bett. Drängen führte nur zu Tätlichkeiten. Tagsüber relativ gut. Heute war Käti Widmer 1 Std. da, weil ich beim Notar war.

Sonntag 13. Jan.

Um 4.00h gab's für Mami Tagwache, wollte nicht mehr ins Bett. Ca. 1 Stunde Fernsehen, dann wieder ins Bett. Ein eigenartiges Verhalten zeichnet sich ab. Es wird geistig sogar aktiv, teilweise sind Teilgespräche entstanden. Essen und Toilette gehen gut, auch das ins Bett gehen. Haldol nur am Abend.

Mittwoch 15. Jan.

Bis heute keine grosse Veränderungen. Zum heutigen Tag kann ich folgendes vermerken: Normale Nacht, am Morgen kleinere Schwierigkeiten mit dem wieder zu Bett gehen. Bis zum Mittag passiv, klagt über Angst, wenn ich aus dem Haus bin. Das Laufen am Nachmittag nach Wilderswil weckt sie wieder auf.

Samstag 19. Jan.

Das gewohnte Bild. Letzte Nacht bis halb 5.00h geschlafen. Am Nachmittag kleine Harder-Wanderung. Mami tappt etwas ins Ungewisse fast so wie im Schlaf. Aber es hat es geschafft. Ins Café Schuh. Die ersten Zeichen einer Störung - gegen das Savoy bricht es aus. Wüste Schimpfworte und Tätlichkeiten. Nach einer gewissen Zeit Beruhigung. Spürt sie den Schneefall in der Nacht?

Donnerstag 24. Jan.

Die Tage seit der letzten Eintragung gleichen sich. Mami ist ruhig, teilweise sehr guter Schlaf. Macht sich für Liebe bemerkbar.

Freitag 25. Jan.

Die ruhige Periode scheint zu Ende zu sein. Vor Mitternacht 2 x aufgestanden, dann weigert sie sich ins Bett zu gehen. Ich lebe eine unruhige Nacht.
Am Mittag erwischt sie die Schlüssel und schliesst sich in der Laube ein. Sie weigert sich mir die Schlüssel durchs Fenster zu geben. Meine Nerven scheinen zu zerreissen. Bei einer Rugen-Rundwanderung erholt sie sich. Der Abend ist aber noch sehr gespannt.

Sonntag 27. Jan.

Die kleineren Anfälle mehren sich. Vermehrtes Essen eingeben, beim an- und ausziehen Starrköpfigkeit. Körperlich zufriedenstellend auch beim Laufen.

Mittwoch 29. Jan.

Um 12 nachts gibt es Tagwache. Sie weigert sich ins Bett zu gehen. Hantiert im Schlafzimmer. Am Morgen stark gestört und widerspenstig. Am Abend wird es halb 10.00h bis sie endlich ins Bett geht. Sitzstreik auf der Treppe. Doch dann war sie endlich müde, so dass ich sie mit Mühe ins Bett brachte.

Freitag 1. Febr.

Mami hatte eine überaus gute Nacht. Das Zubettgehen war am Abend harzig, erst um 8h gab sie den Widerstand auf. Von 8h bis morgens 6.00h schlief sie ohne erwachen. Dann nach einer Stunde im Bett, zum Verwundern lieb. Aber beim Anziehen wurde sie aggressiv und tätlich, so dass ich das Drängen aufgab. Widerstand auch gegen das hinausgehen. So liess ich sie einfach machen. Am Abend wieder lieb.

Montag 4. Febr.

Der lange Tag. Um 12.00hh erwachte es und kommt nicht mehr zur Ruhe. Das Bett verweigert sie. Das geht bis am Abend um 8.00Uhr, bleibt aber lieb, mit kleineren Verweigerungen.

Dienstag 5. Febr.

Diesmal beginnt die Unruhe schon um 22.00h, dann eine Stunde schlafen und ab 24.00h ist sie wieder wach. Ich versuche zuerst im Bett Schlaf zu finden, aber die ewige Unruhe trieb mich ins Wohnzimmer. Tagsüber ein müder Eindruck, apathisch.

Samstag 9. Febr.

Bis zum Morgenessen normal, dann Widerstand gegen alles, erst am Mittag anziehen. Nach dem Essen richtig müde, will aber nicht schlafen. Wir machen trotzdem eine kleine Wanderung ins Dorf. Es hat einen schleppenden Schritt, sehr stark vornüber gebeugt. Ich hatte Angst es könnte auf einmal das Weitergehen verweigern. Daheim wollte es aber nicht abliegen. Nachtessen gut, ins Bett gehen ebenfalls.

Sonntag 10. Febr.

Nach einer guten Nacht, schlafen bis 8.00h, ganzer Tag lieb. Wanderung nach Wilderswil. Sturmeinbruch. Mami zeigte plötzlich eine grosse Veränderung. Phantasierte laut, ihr Gang wurde stark vorübergeneigt, halb hinfallend. Ich hatte Angst, es könnte auf einmal abblocken. Daheim erholte es sich bald und war wieder lieb. Das ist ein Beweis, dass das Wetter ihre Stimmung stark beeinflusst.

Dienstag 12. Febr.

Die Tage verlaufen in einem gleichmässigen Rhythmus. Die allgemeine Stimmung eher gedämpft, passiv und vielmals still ablehnend. So auch heute Abend, als sie das zu Bett gehen einfach verweigerte. Ohne ein Wort, einfach" da bin ich".
Nach einer halben Stunde kam sie zu mir, lachend, glücklich mich wieder zu sehen. So lerne ich Geduld.

Montag 18. Febr.

Seit meiner letzten Eintragung am 12.2. hat sich nichts Markantes verändert. Das grösste Merkmal ist, dass sie viel früher reif ist fürs Bett. So habe ich das Nachtessen auf 18.00h vorverlegt, weil sie meist eingeschlafen ist. Heute Abend hatte ich Mühe mit dem aufs WC und ins Bett. Sie war einfach wie ein Sack voller Kerne. „Da bin ich" und lies sich nicht vom Fleck bewegen. Am Nachmittag bei Besuch war sie gut aufgelegt und redselig. Um 19.00h konnte ich sie dann ins Bett tragen, wo sie sofort einschlief.

Donnerstag 21. Febr.

Die aggressiven Störungen gehen weiter. Dazwischen wieder lieb oder depressiv. Die Verweigerungen sind manchmal kurzfristig. Gestern verweigerte sie wieder das laufen, um gegen Abend wie einst dann mitzukommen.
Heute Morgen um halb 5 Tagwach, ging nicht mehr ins Bett bis um 8.00h, wo sie sich müde ergab. Stundenlang beschäftigte sie sich mit dem Bettzeug. Für mich war das Hellwachsein u. Träumen eine Tortur.
So schlief sie bis halb 10.00h. Was blieb, das war bei jeder Gelegenheit opponieren, ablehnen, dazwischen verschlossen dastehen, ein starrer Blick u. verwirrtes Reden. Für mich Nervenaufreibend. Ein Spaziergang nach Unterseen verlief problemlos. Das zu Bett gehen ebenfalls. Meine psychische Verfassung war den ganzen Tag bedenklich. Irgendwie geht es unter die Haut.

Samstag 23. Febr.

Heute Rekord-Tag. Von 19.00h – 23.00h machte sie ein Sitzstreik auf der Terrasse, so alle ¼ Stunden probierte ich mit ihr ins Bett zu gehen. ¼ vor 23h machte ich Feuer im Holzherd um aufzuwärmen. Und was Wunder ! Sie kam um sich zu wärmen und nun ging es fast reibungslos ins Bett. Für mich nicht gerade Erholung.

Montag 25. Febr.

Die eingestreuten Blockierungen zerren an den Nerven. So beim Essen, beim Ausgehen, einfach unberechenbar. So lebe ich in einer Angst vor dem nächsten Auftritt. Sein Verhalten gleicht immer mehr einer Irren. Das Spiel mit den Fingern wird intensiver. Mein Zustand ist heute bedenklich. Schwermut.

Mittwoch 27. Febr.

Kurze Eintragungen über allgemeinen Verlauf. Die schon erwähnte Starrköpfigkeit hält an. Das fängt an beim aufs WC, beim Anziehen, beim Essen, einfach überall wo sie etwas machen soll. Wenn sie nach ihrem Willen basteln kann, ist sie lieb. Geistig ist es merkwürdig, wie gewisse Sachen klar zum Ausdruck kommen. So die Orientierung auf den Strassen, beim Abwaschen, beim Erkennen von Häusern. Heute Abend wieder Verweigerung ins Bett zu gehen.

Donnerstag 28. Febr.

Ist es das Wetter? Beide sind wir in einem Tief. Mami macht immer mehr Schwierigkeiten beim Laufen. Daheim monotones Grübeln hauptsächlich in der Küche. Seit einiger Zeit ist der Zustand fast konstant. Kleinere Trotzeinlagen unterbrechen eine fast angenehme Zeit, sie war lieb und im Allgemeinen schlief sie gut. Nur in den 3 letzten Tagen häuften sich die Störungen. Am Morgen früh auf, am Abend widerspenstig zum Bett gehen. Letzte Nacht um 03.30h aufgestanden, dann eine gute Stunde herumstehen und grübeln. Dann anstandslos wieder ins Bett, nach dem Morgenessen wieder etwas schlafen. Tagsüber wieder normal, mit kleineren Vorzeichen. Wanderung Rugen-Braui-Feld-Matten. Sie war müde, ergab sich aber nicht. Auch wird sie merkbar schwächer. So hat sie ein stark vorüber geneigter Gang, wird nach kurzer Zeit müde. In dieser Richtung ist der grösste körperliche Rückgang zu verzeichnen.

Samstag 16. März

Am Morgen um halb 4.00h erwacht, will nicht mehr ins Bett. Am Freitag Abend eine Störung, sträubt sich gegen alles. War es der Earl Grey-Tee, den wir am Abend hatten? Zur Vorsorge gebe ich wieder Haldol 2 x im Tag. So glaube ich, dass es wieder etwas besser wird.

Samstag 17. März

Föhnzusammenbruch. Mami neigt schon beim Mittagessen im Café Schuh zu Aggressivität. 2 x musste ich mit ihr vom Essen weg wo sie aggressiv wurde. Doch dann ging es wieder gut bis zum ins Bett gehen. Wüste Schimpfwörter und Schläge sind gegen mich gerichtet. Mit dem Teddy kam dann eine Beruhigung. Ich glaube einfach, dass der Wetterwechsel ihr Befinden stark beeinflusst.

Dienstag 19. März

Da die aggressiven Störungen wieder zunehmen, habe ich begonnen, wieder Haldol zu verabreichen. Weiter hat sich das frühe Aufstehen zur Gewohnheit gemacht. Was auffallend ist sie hat gestern und heute eine eigenartige Ruhe und lehnt sich vermehrt an mich. Was noch gut geht, ist das Laufen.

Donnerstag 21. März

Nach einem guten Tag wird der Abend wieder zur Nervensäge. Nachtessen im Büro, statt ins Bett. Sitzstreik auf der Treppe. Erst um 20.00h ins Bett.

Mittwoch 27. März

Seit dem 14. März kann ich ein stabiles Bild zeichnen. Im Allgemeinen lieb, wenige aggressive Anfälle und lange, ruhige Nächte. Meist hat sie durchgeschlafen bis ca. 6.00h. Ich war direkt glücklich.
Heute scheint sie den Wetterumschlag zu spüren. Am Morgen um 6.00h erwacht, bis 7.00h mehr oder weniger noch geschlafen, duschen, was nur mit viel Mühe über die Bühne ging. Den ganzen Tag gereizt aber doch noch geniessbar. Ins Bett gehen

überraschend schnell und ohne Widerstand. Ich will da vermerken, dass ich Mami gar keine Medizin mehr gebe. Ich habe den Eindruck, dass das der rechte Weg ist. Es ist einfach aufgeschlossener, viel weniger abwesend. Das ist ja der springende Punkt: in einem Heim werden die Krisen mit Medizin unterdrückt und sie haben Ruhe.

Ostersamstag 30. März

Nach einer guten Nacht war Mami irgendwie aufgeregt, aber nicht bösartig. Sie hatte einen Arbeitsdrang. Kleider wurden von hier nach dort, von oben nach unten getragen. Was man anzog zog sie bei erster Gelegenheit wieder ab. Nach dem Essen kurze Zeit Ruhe, dann ging es wieder los. Spaziergang nach Wilderswil ging sehr gut. Ebenso das Nachtessen und das zu Bett gehen.
Die Veränderung schreibe ich dem hohen Barometerstand zu, der in kurzer Zeit erfolgte.

Ostersonntag 31. März

Ich kann eine gute Nacht vermelden, schlafen bis 5.00h. Dann aber war fertig mit der Ruhe, sie war quick munter, später aber irgendwie apathisch, lieb, anlehnend. Die Mahlzeiten wie gewohnt, nachhelfen, damit sie genügend isst. Gewicht 56Kg., fast nicht zum Glauben. Der Ausflug war befriedigend, 1 ½ Std., Bönigen, Henderbärg-Flugplatz.

Dienstag 2. April

Barometer fällt auf Tiefstand und somit auch Mamis psychische Verfassung. Die lange, erträgliche Phase ist fertig. Schlagartig ist Aggression und Trotz wieder Mode. Schon am Morgen beim Duschen gab's Widerstand. Dann zum Mittagessen, wo sie abblockt. Heute war bei der Fusspflege gebucht. Doch im Gässli gab's Widerstand und dann endgültige Umkehr. Ein Zustand wie aus vergangenen Zeiten. Von 3 Malen hat sie nun 2 verweigert. Realisiert sie doch, dass das etwas mit Spital zu tun hat? Eine halbe Stunden später kommt sie widerstandslos mit Marcel. Der gute Zustand dauerte nur bis zum ins Bett gehen, wo sie alles verweigerte und ich sie ihrem Willen überliess.

Donnerstag 4. April

Das gegenwärtige Verhalten von Mami zwingt mich zum Schreiben! Vorweg zur Wetterlage. Die kontinentale Wetterlage ist in ständigem Wechsel. Eine Störung löst die andere ab. Auch normale Menschen leiden unter diesem Druck. So ist Mami in den letzten 3 Tagen nicht mehr so konstant wie auch schon. Gestern, beim Besuch von Vreni Schneider machten sich Gemütsstörungen bemerkbar. Heute nun kam es zum offenen Ausbruch. Die letzte Nacht war zum Verwundern ruhig, obschon am Abend ein starker Druck erkennbar war. Am Mittag ein mühsames Essen. Der Tag im Allgemeinen von Abwesenheit und viel Fantasie gekennzeichnet. Am Abend ein totales Chaos. Plötzliche Starrheit wie eine Puppe, wortlos verweigert sie das Essen und die Toilette, wird tätlich. Nach einer längeren Wartezeit bringe ich sie ins Bett, aber mit Einsatz von Kraft und Druck. Von Haldol habe ich noch keinen Gebrauch gemacht, da sie ja doch die Einnahme verweigert.

Samstag 6. April

Mein Geburtstag. Mami registriert das nicht mehr. Ist es nur das Wetter oder bahnt sich eine Verschärfung der Krankheit an. Vermehrtes Spiel mit Unsichtbarem, Widerstand gegen Toilette und Bett gehen. Wettereinflüsse sind offensichtlich, aber das andere geht auch seinen Weg. Visionen Tag und Nacht.

Sonntag 7. April

Fast eine Sensation. Mami ist bis am Mittag im Bett, ausgenommen Morgenessen. Bei Besuch von Vreneli und Lydia sehr gut gelaunt. Ein schöner Tag. Wollte sie mit dem lange im Bett bleiben ihre Person hervor heben?

Mittwoch 10. April

<u>Der Tag einer Alzheimer-Kranken – so will ich den heutigen Tag benennen.</u> Denn da hat sich alles gezeigt, was bis jetzt so Mode war.
Um 05.30h Tagwache, aufs WC, das war noch gegangen. Doch ins Bett wollte sie nicht mehr. Als ich ihr die Hausschuhe ausziehen wollte, trommelte sie mit beiden Fäusten auf meinen Rücken. Also überliess ich sie ihrem Willen. Ca. nach einer halben Stunde kam sie wieder ins Bett und bald machte sie sich bemerkbar, sie suchte körperlichen Kontakt. So waren wir eine halbe Stunde wie zwei Junge beisammen und verfielen dann nochmals dem Schlaf. Das Anziehen ging, wenn auch nicht anstandslos. Morgenessen fast normal. Dagegen weigerte sie sich einen Spaziergang zu machen. Emsig widmete sie sich ihrer Arbeit, führte Selbstgespräche, zog sich teilweise aus und war sehr aktiv. Mittagsschlaf verweigerte sie, so liess ich sie allein und ging nach Interlaken. Nun hoffte ich, doch etwas laufen zu können. Aber kaum draussen, verweigerte sie jeden Schritt. Also umkehren. Ich machte allein den Rugen-Rundweg. Zurück bat ich sie, doch noch etwas zu laufen, was auch angenommen wurde. Nach einer Stunde wieder zurück, anstandslos. Nun ging sie hinter das Obst beim Tisch, dafür verweigerte sie das Nachtessen und verzog sich ins Schlafzimmer. Nach ca. ½ Std. bat ich sie, mit mir ins Bett zu gehen. Da war wieder alle Mühe vergebens. Zähne putzen und WC wurden verweigert, ebenso das Ausziehen. Also sitzen lassen und warten bis sie selber geht. Denn jede Mühe lässt nur Aggressionen aus. Nach einer halben Stunde war sie mit den Kleidern im Bett und ich liess sie so liegen, was sonst!

Samstag 14. April

Ich will versuchen die verworrene Lage der letzten Tage etwas zu präzisieren. Wieder vermehrt Widerstand beim an- und ausziehen, so dass ich ihr einfach Zeit lassen muss. Die 3 letzten Abende wieder aufgestanden und fantasiert. Sie sieht einfach Traumgebilde. Die Nächte sind tragbar. Essen gut und schlecht. Aber ich bin zufrieden.

(Notiz: Ein schöner Tag)

Heute Spaziergang zu den Munggen. Dort lange auf einer Bank sitzen, etwas was ganz selten vorkommt. Was immer wieder überrascht, wie sie sich auf den Strassen auskennt. Aber von Margritli hat sie keine Kenntnis genommen.

Montag 22. April

Nach der letzten Eintragung vom 14. April eine ausgeglichene Zeit, aber im Ganzen tragbar und viele liebe Stunden. Schlafen sehr gut, viele Nächte ohne Aufstehen. Was Mühe macht ist das frühe Aufstehen so um halb 6.00hh. Dann ist es fertig mit schlafen. Ausgenommen am Samstag, 21., wo wir bis 9.00h im Bett waren. Etwas Neues ist zu vermerken. Plötzlich kann sie starr wie eine Puppe dastehen, regungs- und sprachlos. Das kann eine Stunde dauern und dann einem lieben Verhalten Platz machen. Da gibt es immer nur eines - warten.
Heute war ein besonders schöner Tag draussen wie bei Mami. Die Witterungsverhältnisse sind in den letzten Tagen extrem verschieden, was einfach auf Mami stark einwirkt. So war es heute, mit dem schönen Wetter kam auch die Liebe. So war ich heute überaus glücklich, ein liebes Mami einbetten zu können. Ich habe den Eindruck, dass es diesen Zustand voll genoss. Es merkte aber auch das Gegenteil, als es vom WC kam und wie auf ein Schlag total zusammen gefallen war. Sprachlos und ein ganz eigenartiger Gesichtsausdruck. Nach ca. ½ Stunde taute es wieder auf und ein Spaziergang auf den Friedhof verlief ganz zufriedenstellend. Fast ohne Unterbruch redete sie in einem Durcheinander von Taten und Kindern und aus der Vergangenheit.

Freitag 26. April

Föhneinbruch, also auch Stimmungswechsel bei Mami. Ich wollte sie duschen, aber der Widerstand war zu gross, richtig aggressiv, so dass ich es unterliess. Auch das Anziehen verzögerte sich bis 10.00h. Das Mittagessen war mühsam, trotz dem guten Fisch. Auch das Ausgehen lehnte sie ab bis um 14.00h. Dann Stimmungswechsel, Wanderung nach Unterseen – Migros, Kaffeehalt. Fast musste ich mit Streit rechnen, dann wieder gut. Nach dem Nachtessen kam Frau Pfister zum vermeintlichen Geburtstag. Da schlug bei Mami die Stimmung um. Die Unterhaltung mit Frau Pfister artete fast in ein Kabarett um. Wir lachten alle drei, Mami brauchte das Schriftdeutsch, einfach ein Gaudi. Das zu Bett gehen war richtig herzig, die Nacht unruhig, aber lieb, sie hatte Verlangen nach Liebe. Der Samstag morgen war sehr gut, wir konnten duschen. Aber so um 9.00h wurde sie müde und ich legte sie auf den Divan.

Samstag 27. April

Hier ist zu melden, dass sie zum Laufen bestimmte wohin sie wollte.

Sonntag 28. April

Lange geschlafen, aber beim Anziehen Schwierigkeiten. Der Tag verlief soweit ruhig, auch die Rugen-Wanderung.

Montag 29. April
> Regenwetter. Am Morgen richtiger Wutanfall, der sich aber bald verzog.

Mittwoch 1. Mai
> Gestern und heute treten vermehrt Widerstand auf. So beim Essen und zum Schlafen. Ich muss ihr Zeit lassen. Heute Mittag schlief sie beim Tisch ein. Ich wollte sie auf den Divan legen, aber sie liess sich fallen und so schlief sie auf dem Küchenboden. Am Abend dasselbe Spiel. Zuerst auf dem Divan, dann erst ins Bett. Aggressiv und tätlich. Eine Wanderung Wilderswil-Braili war gut, trotz Regen.

Donnerstag 2. Mai
> Wie das Wetter auch die Stimmung bei uns: bedrückend. Am Morgen um 5.00h Tagwacht, sie geht nicht mehr ins Bett.
> So erlebte ich ein Tag, der mir zeigte, wie eine totale Verwirrung aussehen kann. Sie lebt im Land der Phantasie, beim Mittagessen „bibäbeled" sie nur im Teller. Das Essen muss ich eingeben. Vor dem Essen schlafen auf dem Divan. Nachmittags Rugen-Wanderung in guter Stimmung. Am Abend wollen wir ins Schlafzimmer. Sie simuliert wahnsinnige Schmerzen in den Beinen, muss sie ganz provisorisch ins Bett legen. Nach einer halben Stunde erwacht sie und ist das liebste Mami. Glücklich schläft sie mit dem Teddy ein.

Mittwoch 8. Mai
> Nach langem wieder ein schöner und warmer Frühlingstag. Und so war es auch bei Mami. Den ganzen Tag aktiv, nichts von ausruhen und dazu lieb. Nur beim Essen harzte es, ich musste das meiste eingeben. Eine Wanderung Friedhof – Aenderberg – Flugplatz war eine Freude. Aber, was bringt der morgige Tag?

Auffahrt 9. Mai
> Hier nun die Antwort auf die Frage: Um 5.00h aufgestanden, wie gewohnt aushaltbar. Von 8.00h bis 9.00h war sie aber wieder im Bett, der Schlaf war stärker. Mittagessen normal. Ich habe fasten wegen Dickdarmentzündung. Am Abend widerspenstig. Dazwischen lieb. Wanderung Friedhof - Änderberg – Flugplatz.

Freitag, 10. Mai
> Ich wollte sie duschen, aber abgelehnt. Wieder früh aufgestanden, dann wieder ca. 1 Std. schlafen. Das Morgenessen musste ich eingeben. Rugen-Wanderung war normal. Nachtessen sehr wenig. Ich probierte nochmals mit duschen, vergebens, widerspenstig und bös. Ich liess sie eine halbe Stunde warten, dann ging sie fast anstandslos ins Bett. Ich bin sicher, dass sie solche Sanktionen realisiert.

Donnerstag 16. Mai
> Ich möchte hier auf Dienstag, den 5. zurückgreifen. Der war ein wunderschöner Tag, abwechslungsreich. Mami war auch zufrieden und genoss eine Wanderung.

Doch am Abend spürte es wohl den Schlechtwettereinbruch. Plötzlich wurde sie wie abwesend und starr. In gebückter Stellung verharrte sie wohl eine halbe Stunde. Dann richtete sie sich auf, aber die Starre blieb, nach einer Stunde konnte ich sie ins Bett legen, aber ohne Toilette. Sie hatte eine gute Nacht. Am Morgen dann depressive Haltung, aber lieb. Redete viel Fantasie. Der Tag war bis sehr gut, auch das zu Bett gehen, wo sie friedlich mit dem Teddy einschlief. Am Donnerstagmorgen nach einer durchschlafenen Nacht früh erwacht, dann wieder eingeschlafen bis 8.00Uhr.

Pfingstsonntag 19. Mai

Ich bin sehr bedrückt. Mamis Zustand macht mir Sorgen. Ich habe Angst vor einem geistigen Zusammenbruch. Ist es wieder das Wetter, das zu einer Besserung hindeutet. Am Samstagmorgen hat Mami überraschend wieder auf den Teppich gemacht und mit einem Schuh herumgetragen. Ob sie es zur Kenntnis nahm ist mir unklar. Am Abend Schwierigkeiten mit dem ins Bett gehen. Sie verweigert die Toilette u. WC. Anschliessend gute Nacht, schlafe bis 8.00h! Nach dem Mittag 2 Std. schlafen! aber dann rasch eine schwere geistige Krise. Getraue mir nicht hinaus, steht eine Stunde auf der Laube. Ist total abwesend. Anschliessend konnten wir noch ½ Std. spazieren, als wäre es immer so gewesen. Essen normal, ins Bett ohne Toilette, wo sie sofort friedlich einschlief. Sind das Wirkungen vom Hoch das unser Land beeinflusst?

Donnerstag 23. Mai

Die Wetterlage hat uns so stabile schöne Tage beschert. Das führte dazu, dass Mami auch 3 schöne Tage erleben durfte. Klar, Störungen am Morgen und Abend blieben nicht aus, aber im Ganzen gesehen waren es 3 schöne Tage. Die letzte Nacht brachte eine Änderung der Wetterlage und somit wieder eine solche in Mamis Zustand. Schon die letzte Nacht war von Wachsein gekennzeichnet, aber sie blieb ruhig. Am Morgen war aber gekennzeichnet von Widerstand gegen alles. Erst im frühen Nachmittag schlief es ein und wir konnten noch ca. 2 Std. spazieren. Das zu Bett gehen war wieder die gewohnte Nervensäge.
Ich möchte hier noch vermerken, dass wir die 3 schönen Tage mit Wandern genossen. 2 x 3 Std. , 1 x 2 Std. und das teilweise in rauen Bergwegen. Fazit: körperlich ist sie also noch enorm leistungsfähig.

Freitag 31. Mai

Seit dem 23. Mai keine Eintragungen mehr. Der Tagesablauf ist eigentlich konstant geblieben. Im Allgemeinen gut. Spaziergänge oder Wanderungen befriedigend. Aber im Abendverhalten hat sich ein beängstigendes Verhalten eingeschlichen. Widerstand und Trotz. Sie sabotiert jegliches Bemühen um ins Bett zu gehen. Verweigert Zähneputzen, aufs WC gehen, ausziehen u. ein normales ins Bett gehen. Gewisse Anzeichen deuten auf ein bewusstes Verhalten. Jeden Abend wird es später, so heute halb 10h. Gestern Abend gingen die Nerven durch und ich legte sie mit Gewalt ins Bett. Das registrierte sie und hat es mir heute Abend vorgehalten. So kann es auch vorkommen, dass wenn ich sie dann einfach machen lasse, sie dann wie ein reuiges Kind fast um Entschuldigung bittet.

Die Nächte sind im Allgemeinen tragbar, auch das Essen wird selten verweigert. Das Verhalten am Abend schrieb ich zuerst dem Wetter zu. Da es aber nun andauert, sehe ich eine neue Phase im Krankheitsbild.

Sonntag 2. Juni

Ich habe Angst, dass mit dem Juni auch ein anderes Verhalten von Mami gekommen ist. Als ich am Morgen erwachte, war das Bett leer, der Teddy schön eingebettet und das Törli zur Treppe zu. Doch oben war kein Mami zu finden. Küche, Wohnzimmer, WC, nirgends ein Mami. Dann im Büro ein Haufen Papier am Boden, zerfetzt, zerrissen, Briefe, Schreibblock, alles durcheinander. Ein Schreck, das Dossier von der Alzheimer-Krankheit fiel in ihre Hände. Fünf Blätter wurden zum Teil in kleine Stücke zerrissen. Ich glaube sie zur Hauptsache wieder lesbar gemacht zu haben. Der ganze Tag ist ein Bild der Verwirrtheit. Die Sprache hat keinen Sinn, das Verhalten beim Essen ist fast tierisch. Einzig ein kleiner Ausflug in den Rugen brachte Linderung. Aber nachher wurde es schlimm. Sie zieht sich aus, wehrt alles ab, torkelt mehr als laufen. Um 18.00h ergibt sie sich und legt sich auf die Couch. Aber nach ¼ Std. ist sie wieder munter.

Montag 3. Juni

Die heutige Stimmung ist wieder ganz anders. Irgendwie fröhlich, anderseits zwängt sie wie ein Kind. Auch beim Laufen will sie nur ihren Willen haben. Um 20.00h gehen wir ins Bett, um 22.00h steht sie wieder auf. Ich lasse sie eine Stunde gewähren. Dann wieder ins Bett bis 01.00h. Erst nach Eingabe von Haldol geht sie ins Bett, verlangt nach Liebe. Dann ruhig bis 06.15h.

Donnerstag 13. Juni

So lange habe ich keine Eintragungen gemacht, weil alles im alten Trott ging. Lieb, aggressiv, verwirrt, dann wieder aufgeschlossen. Die schlechte Störung am Abend geht durch. Doch nun habe ich in 2 Tagen die ganze Tragödie dieser Krankheit erlebt und es wird wohl morgen weiterfahren.

Gestern Mittwoch entschloss ich mich, auf die Schynige zu fahren. Zu Fuss nach Wilderswil, sofort Abfahrt. Schon auf der Fahrt wurde Mami merkwürdig unruhig. Bei einem Café im Rest. kam es zum Ausbruch. Sie verliess den Tisch. Ich wollte noch ein Tel. mit Vreneli machen. In der Kabine hielt sie sich ruhig. Dann aber blockte sie ab. Kein Schritt mehr. Die Gerantin gab mir Unterstützung. Widerwillig hinab zu dem Krokusfeld wo sich eine grosse Schulklasse tummelte ! Hier tat sie das, was ich für Ausflüge befürchte. Sie streikte und machte was sie wollte. Dann hinauf zum Bahnhof-Alpenfahrten. Auf der Plattform wendete ich mich ein paar Sekunden von ihr ab und schon war Mami am Boden. 2 Deutsche halfen mir, sie aufzustellen. Scheinbar kein Bruch. Bald war sie wieder willig. Dieser Anfall hatte 1 ½ Std. gedauert. Nun ging alles gut, es war ein liebes Mami.

Heimfahrt und zu Fuss von der Station nach Matten ging gut. Am Abend klagte sie über Schmerzen in der rechten Schulter. Ruhige Nacht, am Morgen aufs WC. Dann wieder ins Bett. Den ganzen Vormittag schlief sie mit kleinen Unterbrüchen. Sie weigerte sich aufzustehen, klagte über Schmerzen am ganzen Körper. Dieses Verlangen nach Schlaf und die Schmerzen bewogen mich, Dr. W anzurufen. Das Essen gab ich ihr am Morgen und am Mittag im Bett. Dr. W konnte kein Bruch feststellen. Um 3.00h stand sie freiwillig auf und wir machten einen kleinen Rundgang. Dann war sie müde und wieder ins Bett. Zum Nachtessen kam sie auf. Aber nun kam die totale Verwirrung. Mit Mühe die Treppe hoch, dann fertig. Sie legte sich einfach hin und verweigerte jede Hilfe. Wieder mal musste ich kapitulieren. Erst spät konnte ich sie einbetten.

Freitag 14. Juni

Ein Wunder ist geschehen. Mami war wieder lieb. Nach dem Essen schlafen und eine Rugen-Wanderung.

Samstag 15. Juni

Eine grosse Schlechtwetter-Front ist im Anzug. Mamis Reaktion ist schon heute arg bemerkbar. Bis zum Mittagessen gut, dann wird sie aggressiv, will mir das Essen ins Gesicht schmeissen. Den ganzen Tag im Haus, erst am Abend eine kleine Wanderung. Nachtessen gut, wie sie Hunger hat. Dann totaler Widerstand, erst um halb 10.00h ins Bett. Ich musste einfach abwarten.

Sonntag 16. Juni

Das gemeldete Regenwetter ist Tatsache. Mamis Stimmung von gestern hält an. Schlafen bis 11.00h, ist wortkarg, aber lieb, setzt ihren Willen durch. Im Ganzen gesehen ist es eine neue Situation. Papier knüllen, wenig aktiv. Nachtessen und ins Bett zum Verwundern angenehm.
Irgendeine unheimliche Stimmung, der Gedanke an die Zukunft.

Montag 17. Juni

Die Wetterlage hat sich stabilisiert und damit auch Mamis Zustand. Gute Nacht um 07.30h aufgestanden, gut gelaunt, aber um halb 10.00h wieder eingeschlafen bis 12.00h. Auch der Nachmittag und Abend waren gut. Was bleibt ist die totale Verwirrung.

Freitag 21. Juni

Der längste Tag war für Mami ein ganz erwähnenswerter Tag.
1. Einmal lieb, einfach es liebs Mami;
2. Irgendwie aufgeschlossen. Wir haben Tour de Suisse und Tagesschau zusammen angeschaut und diskutiert. Es zeigte richtiges Interesse;
3. Kein Widerstand beim Essen und An- und Ausziehen;
4. Das Duschen war ein Vergnügen!

Wie kommt das zustande? Was bringt der morgige Tag?

Samstag 29. Juni
   Die Zeit verging ohne grosse nennenswerte Ereignisse. Ich will versuchen, für diese letzten Tage ein Bild zu skizzieren.

Was sehr positiv ist, ist dass sie im allgemeinen gut schläft. Es gibt Nächte, wo sie bis 6.00h -7.00h durchschläft. Erstaunlich wie sie Wasser und Stuhl so lange halten kann. Mit dem Essen gibt es Zeiten wo es hapert und ich ihr eingeben muss. In den letzten Tagen isst sie bedeutend weniger.

Es gibt Tage, wo sie 2 - 3mal sich hinlegt und schläft, was sonst nicht der Fall war. Widerspenstig beim An- und Ausziehen sind zeitlich verschieden.
Nachgelassen hat das Laufen. Da muss ich zurück halten. Was dauernd anhält ist die Verwirrtheit, doch im Allgemeinen bleibt sie lieb.
Zusammentreffen mit bekannten Leuten macht ihr stets Freude, so bei Frau Brunner, Margritli, Käti Widmer, Marcel, auch bei den Cousinen Frieda und Erika.

Trotz diesem eigentlich guten Bericht habe ich moralische Tiefs. Die Abgeschiedenheit macht sich psychisch bemerkbar. Der Zustand einer Verlassenheit drückt schwer, besonders, das Fernbleiben von Hans. Von Vreneli habe ich ein gewisses Verständnis.

Freitag 5. Juli
   Seit meiner letzten Eintragung hat sich einiges geändert. Erstens ist eine Schönwetterperiode mit Temperaturen bis zu 30° ins Land gezogen und zweitens ist Mami in den Zustand wie im Februar zurückgekehrt. Es ist auch hier wieder mit dem Wetter im Einklang.

Schon am Mittwoch wurden die Störungen häufiger, die Leistung nahm ab. Am Donnerstag stand dann das Barometer auf Sturm. Angefangen beim Essen, dann das zu Bett gehen. Widerstand auf der Treppe, beim Ausziehen, so dass ich Etappenweise einfach kapitulierte. War sie endlich im Bett, stand sie wieder auf, wurde richtig aggressiv und tätlich, so dass ich sie vor dem Bett liegen liess.
So kam es, dass sie im Badzimmer gegen den Radiator fiel. Zum Glück nur eine Schramme am Rücken. Am Morgen entschloss ich mich doch wieder Haldol anzuwenden, 20 Tropfen und später nochmals 10 Tropfen. Langsam beruhigte sie sich, war dann wieder geniessbar, aber müde. Heute habe ich die Mittel wieder abgesetzt. Wir blieben im Haus, ausgenommen eine kurze Rast im Garten. Am Abend dann den Rugen-Rundweg. Das ins Bett gehen war wieder zum Aushalten. Jedenfalls ist klar, die körperliche Leistung nimmt konstant ab.

Sonntag 7. Juli

Die letzten Tage sind als gut zu bezeichnen. 3 x erst um 11.00h oder gar nicht Morgenessen. Gestern Samstag Berti zum Tee im Gartenhaus. Mami war in Hochform und jodelte wie noch nie. Auch heute soweit angenehm, am Vormittag sperrt sie sich gegen das Anziehen. Mit dem Laufen geht's wieder besser.

Samstag, 21. Juli

Mein letzter Eintrag war am 7. Juli, also eine lange Zeit her - warum? Der Grund liegt im eigentlichen monotonen Verhalten von Mami. Schöne Stunden wechselten mit schweren ab. Liebe musste kleineren Anfällen weichen. Ausziehen und Anziehen wechselten ebenfalls. Aber im Grossen gesehen das seit Monaten bekannte Bild. Aber seit einer Woche bahnt sich ein verhärteter Kurs an. Aggressive Anfälle, Tätlichkeiten und vor allem unlösbare Verweigerung. Statt ins Bett zu gehen bleibt sie blockiert stehen oder liegen. Schon das Berühren der Kleider zum Ausziehen löste Hiebe aus. Das Essen wurde mehrmals verweigert. Immer mehr muss ich wüste Beschimpfungen über mich ergehen lassen.

19. Juli;
Nachträglich ein Tagesablauf

Um 06.00h Tagwacht, ein Versuch sie wieder ins Bett zu bringen fiel aus. Verweigerung des Morgenessens. 11.00h Sepp und Kati Strickler kommen auf Besuch. Ich glaubte der Besuch könnte zu einem schönen Tag beitragen. 11.45h Wir wollten ins Auto einsteigen, wurde blockiert. Ein kleiner Ablenkungsrundgang, aber ohne Erfolg. Zurück in die Küche. Plaudern, warten, dann wieder zum Auto. Das Wunder! Sie stieg ein, als sei es eine Selbstverständlichkeit.

12.30h Abfahrt zum Restaurant Luegibrüggli. Hartnäckig verweigert sie das Aussteigen. Also weiter zur Bergstation der Seilbahn. Sie steigt aus und macht einige Schritte auf der Terrasse. Einsteigen problemlos. Halb beim Hotel Gloria. Wieder verweigert sie das Aussteigen, weiter zurück zum Gasthaus Luegibrüggli. Aussteigen als wäre es Routine. Gemütliches Essen, problemlos.
Ein gemeinsames Nachtessen mit Walter und Jytte, Marcel und Agnes verlief gemütlich. Ausziehen mit Hindernissen. Ich glaube an ein einmaliges Ereignis, aber weit gefehlt. Immer mehr setzt sie ihren Willen durch, wird regelrecht frech und tätlich. Essen teilweise verweigert. Ist es die Hitze von 27°.

Samstag 21. Juli

Abreise von Walter und Jytte. Ich muss beim Anziehen kapitulieren, es wird aggressiv. Ich hole Jytte, die bringt es fertig (wüste Beschimpfungen). 12.00h Ankunft von Toni und Christine Erni. Mami ist vorsichtig reserviert. Eine freundliche Begrüssung bleibt aus. Sie verweigert das hinausgehen. Wir setzen uns ins „   " oben. Nun ist sie bereit zum Auto zu gehen, aber verweigert das Einsteigen, alles Zureden ist vergebens. Nun entschliessen wir uns, alleine zu gehen, Risiko inbegriffen. Beim Zurückkommen kühler Empfang. Ich probiere es mit dem mitgebrachten Kuchen, nur ein kleiner Erfolg. Ernis verabschieden sich. Wir machen einen kleinen Rundgang, keine Probleme. Nachtessen ganz angenehm. Aber dann kommt's wieder. Wenn ich nur den Versuch mache, den Rock auszuziehen, fallen Schläge und erneute Beschimpfungen. So geht es bis ¼ vor 10.00h, dann aber mit den Kleidern ins Bett. Diese Vorkommnisse drücken auf meine Moral - wie geht das weiter. Ein kleiner Auszug aus den Beschimpfungen: Dreckfink, Sauhund, Plaggeist, etc. Am Sonntag warf sie mir vor: „Du bisch e Lump, hesch aues verlumpet u jetz mues d'Gmeind is underhaute." So in dieser Tonart werde ich jeweils „abgesegnet".

Dienstag 23. Juli

Der Montag verlief ganz ordentlich, etwas depressiv. Sogar das ins Bett gehen verlief ohne grosse Schwierigkeiten. Gute Nacht. Anziehen normal, Essen nur ganz wenig. Ich hatte Haldol Tropfen beigegeben. Dann aber müde, teilnahmslos, herumsitzen, etwas schlafen. Mittagessen total verweigert. Ich kaufte Ovo - wird aber abgelehnt. Wir setzen noch zusammen vor dem Fernseher, dann ins Bett, aber mit den Kleidern. Trotz dieser Müdigkeit wieder aggressiv. Es ist 18.00h.

Mittwoch 24. Juli

Sie hatte eine ruhige Nacht, nur am Abend war sie aufgestanden, als ich ins Bett ging. Am Morgen um halb 6.00h erwacht, konnte ich sie aufs WC bewegen. Auffallend typisches Alzheimer-Benehmen. Hände ausbreiten und starr dastehen, minutenlang, oder dann die Bewegungen zum Spinnen oder Knüpfen. Zum Morgenessen war sie etwas besser - hat das Meiste gegessen. Zum ersten Mal Ovo, da sagt sie „das isch guet".

Freitag 26. Juli

Heute war ein ganz besonderer Tag, einfach lieb und angenehm im Umgang - auch wieder besser gegessen.

Samstag 27. Juli

Auch der heutige Tag ist durch Liebe gekennzeichnet. Sie sucht immer meine Nähe, dann wird sie ruhig. Anderseits ist sie ängstlich und etwas depressiv. Sie wird merkbar schwächer. Ich vermisse vermehrt die Anteilnahme unserer Kinder und Enkel. Für sie existieren wir einfach nicht.

Sonntag 3. August

Die Tage seit dem letzten Eintrag verliefen im Ganzen ordentlich Es gab wie gewohnt Zwischenfälle. So fängt sie an, die Notdurft einfach dort zu verrichten, wo sie gerade das Bedürfnis hat. Das Hoch, das seit heute das Wetter bestimmt hat wieder seine Wirkung. So hatte sie heute wieder aggressive Störungen, wurde tätlich. Aber so nach 3 Std. wurde sie wieder ruhig und ich konnte sie duschen.

Gestern waren wir in Wilderswil. Auf dem Heimweg übernahm sie eine Verwirrtheit. In einem fort redete sie alles durcheinander und sprach alle Spaziergänger an. In dieser Hinsicht war es heute wieder wie gewohnt.

Mittwoch 7. August

Es ist 12.30h. Mami schläft seit einer halben Stunde. Der Morgen war nervenaufreibend. Seit 0.30h ist sie auf, aber etwas anziehen konnte ich ihr nicht. Dreinschlagen u. wüste Wörter war das Resultat jeder Annäherung. Das Morgenessen hat sie verweigert, aber später noch eingenommen.
Die letzten Nächte waren wieder unruhig. Früh ins Bett, dann nach einer Stunde wieder aufgestanden, gestern wurde es 22.00h und um 3.00h wieder eine Stunde wach. Diese Szenen sind aufreibend und ich werde langsam zu einem Nervenbündel. Dann wieder die schönen Stunden beim Spazieren und beim Käfeli trinken.
Zurück zu Mami: Um 13.30h erwachte sie und ich konnte sie zum Essen bewegen, resp. ich musste warten bis sie es freiwillig tat. Da konnte ich ihr 15 Tropfen Haldol beigeben, was sich erst im späteren Nachmittag und am Abend auswirkte. So hat sie das Nachtessen eingenommen und um 19.00h ins Bett gegangen. Aber um 20.00h bis 22.00h war sie wieder auf.

Donnerstag 8. August

Nach einer guten Nacht ein miserabler Morgen. Ich kann sie einfach nicht anziehen, erst um 9.00h ist es soweit. Diese Zwängerei macht mich vollends kaputt. Es schiesst mir in den Kopf und ich befürchte, dass ich mal durchdrehe. Ab Mittag bis Abend dann wieder gut.

Donnerstag 22. August

Mein letzter Eintrag war der 8. August.
Die Zeit dazwischen war irgendwie stabil geblieben. Das heisst, es sind keine grossen Vorkommnisse zu erwähnen. Was geblieben ist, sind Störungen wie sie bekannt sind. So das Essen: einmal gut, einmal „häppelen", muss alles eingeben, dann wieder kaum angefangen „ich ha jetz viel gässe" und schiebt den Teller weg. Dann Störungen beim An- und Ausziehen, bei der Toilette. Beim Laufen immer in guter Stimmung. Heute ist Wetterumsturz, eine Gewitterfront durchquert die Schweiz. Ob es Regen gibt, ist sehr fraglich. Aber das beeinflusst das Verhalten von Mami. Gemerkt habe ich es schon am Dienstag und heute war es offensichtlich. Aber am Abend war es wieder lieb, ein Spaziergang im Rugen mit Berti heiterte sie auf, so dass Essen und zu Bett gehen ganz gut waren.

Dienstag 27. August

Abfahrt auf die Griesalp (1800M.) mit Michels. Mein Wunsch nochmals mit Mami in die Berge zu fahren geht in Erfüllung. Die Fahrt überstand es soweit gut. Da wir es aber mit Gewalt ins Auto verladen mussten, war es gedemütigt und sprach auf der ganzen Fahrt kein Wort. Oben zeigte die Höhe bald seine Wirkung, es lebte auf, wurde gesprächig und lieb. Eine 3-stündige Wanderung überwand es sehr gut, nur einmal eine kleine Krise. Nachtessen wunderbar, alleine verspeiste es das feine Menu. Ins Bett ohne Widerstand. Mit dem Teddy in den Armen schlief es bald ein ohne zu erwachen bis am Morgen.

Mittwoch 28. August

Anziehen ohne Gegenwehr. Morgenessen wie ein Drescher, Schnitten, Aufschnitt und 3 Tassen Kafi. So was habe ich wohl seit Katarinaberg nicht mehr erlebt. Die Fahrt auf Drendenalp und Bundalb, beide über 1800 M,. war für uns ein Erlebnis, wie auch die Wanderungen in diesem Gebiet. Wieder in Matten, wollte es das Auto nicht verlassen Wollte es wohl nochmals hinauf in die Berge? Aber schlagartig stieg es aus und war wieder ein Schatz.

Donnerstag 29. August

Die Nacht war unruhig, 3 x aufgestanden Am Morgen in guter Stimmung, duschen, anziehen reibungslos. Am Vormittag müde, sass ca. ¼ Std. vor dem Haus in voller Sonne, dann nehme ich es in die Stube, wo es sofort auf dem Divan einschlief bis14.30h, war nachher ganz erträglich. Rugen-Wanderung gut.

Dienstag 3. Sept.

Die Druckverteilung ist seit Sonntag flach, was wieder gewissen Einfluss auf Mami hat. Es ist inkonstant, die Störung wechselt rasend. So beschäftigt sie sich viel mit Rock und Unterrock. Heute hat sie sich mit Frottetücher und Badetuch bekleidet, ein groteskes Anschauen. Das Duschen hat sie verweigert. Bei einem Besuch von Marcel gab sie einen totalen Vortrag, aber plötzlich war sie stumm. Am Montag gab's beim zu Bett gehen einen richtigen Kurzschluss. Statt Nachthemd anziehen legte sie sich nackt ins Bett und war regungslos. Aber am Morgen trug sie das Nachthemd.

Donnerstag 5. Sept.

Ein Schlaftag. Morgen bis 10.00h, gut Mittagessen, von 13.00h – 15.00h wieder schlafen. Eine Stunde etwas grübeln, dann um 16.00h Wanderung Feld – Wilderswil ein Kaffee mit Nussgipfel, dann weiter Braui - Rugen u. um 18.15h wieder daheim. Etwas abliegen dann Nachtessen: Trauben – Melone, Kaffee und Brot. Aber ich muss alles eingeben. Dann Tagesschau, wo es mit grossem Interesse mitmachte. Anschliessend ins Bett, lieb und willig wie selten. Zum Schluss den Teddy und weg war sie. Ein Wetterumschlag ist im Kommen. Diesmal wieder eine Wandlung zum Guten.

Samstag 7. Sept.

Ein kleiner Stein im grossen Mosaik. Eigentlich war alles gut gegangen bis nach dem Mittag. Da hoffte ich auf Haarwaschen. Als ich in die Stube trete, macht Mami Anstalten um auf dem Divan seine Sache zu erledigen. In einer Verzweiflung bring ich sie hinaus aufs WC. Sie sperrte mächtig, aber ohne dreinzuschlagen. So brachte ich sie aufs WC und verliess den Raum. So, nun ist es fertig mit Haare waschen! Doch nach ca. einer ¼ Stunde wagte ich den Versuch. Das Wunder. Noch selten so gut und schnell, keine Gegenwehr. So geht das.

Sonntag 8. Sept.

Ich möchte hier nur vermerken, dass die letzten Nächte wieder unruhig waren, 3 x aufstehen, plaudern, etc., 1 x aufs WC, aber lieb. Heute Abend wieder „Tanz" zum ins Bett gehen zu verhindern. Warten lassen und ihr gesagt, sie sei eine ganz Böse. Nach ca. ½ Std. ging es gut, aber ohne Zähne putzen und WC. Das habe ich gar nicht mehr versucht. Am Nachmittag Fernsehen - 800 Jahre Bern -, was sie aufmerksam verfolgte.

Mittwoch 11. Sept.

Kurz eine kleine Begebenheit. Mami geht etwa um 11.00h schlafen und erwacht erst um halb 1.00h nachmittags. Dann möchte ich es zu Tisch führen, aber aha, das war schon wieder zu viel. Auf mein Bitten gab es arge Schimpfwörter und ich soll abfahren. Also liess ich sie gewähren. Bald war sie wieder ruhig und nahm etwas Früchte und Keks.

Donnerstag 12. Sept.

Wetterumschlag. Druck sinkt. Für Mami ist das Alarm. Gestern habe ich ihr gesagt, dass wir heute zu Frau Hirt zum Tee gehen. Am Morgen sagt sie: Du hast mir gestern gesagt, wir gehen heute fort. Da habe ich es bestätigt, was sicher falsch war. Nun wusste sie es und ein Widerstand war vorprogrammiert. Sie hat bis ca. ¼ vor 3.00h geschlafen. Als ich sie umziehen wollte, blockierte sie. Mit etwas Gewalt konnte ich ihr den Rest anziehen. Aber nun war Schluss. Keine Bewegung mehr, einfach blockiert. Ich bat Frau Brunner um Hilfe. Nach so ½ Std. war der Knopf gelöst und zusammen gingen wir bis Wolfs. Bei Frau Hirt das liebste Mami, genoss den Tee schaute sich die Wohnung an, lachte und sprach hochdeutsch und französisch. Anschliessend ca. 1 Std. spazieren. Ich glaubte alles sei in Ordnung. Aber daheim ging es wieder los. Verweigerte das Essen, sass fast eine halbe Stunde auf dem WC, erst dann konnte ich sie ins Bett tun, ohne Zähne putzen.

Da ist wieder die Frage: wieviel ist bewusst und wie viel unbewusst. Jedenfalls ist sie teilweise bei Bewusstsein.

Samstag 14. Sept.

Unruhige Nacht, aber lieb. Am Morgen um 7.00h aufgestanden, halb 9.00h Morgenessen, dann wieder ins Bett bis 12.00h geschlafen. Wanderung Wilderswil gut bestanden. Daheim gereizt, aber es ist nichts passiert.

Montag 16. Sept.

Gestern bei Frau Ritschard zum Mittagessen mit Marcel und Agnes. Zuerst beim Apéro lustig und gesprächig, beim Essen abflauend und dann war es auf einmal fertig. Wir mussten den Besuch abbrechen. Dann aber wieder gut, Rugen-Rundweg.

Heute ein kleines Ereignis. Wir gingen zum Schuhmacher bis ich dort die Schuhe hinlegte. Was viel heraus ? 6 schöne Kaffelöffeli und kleines Salatbesteck. So verschwinden viele Gegenstände, eben manchmal auf nimmer Wiedersehen. Mami war selber erstaunt.

Samstag 21. Sept.

Kompanie-Tag in Laufen.
Ich wage den Versuch mit Mami zu reisen und es bei Michels in Betreuung zu geben. Alles war bestens geglückt. Den ganzen Tag in bester Stimmung. Ich glaube auch es war glücklich.

Sonntag 29. Sept.

Unser Hochzeitstag, ein Tag der Freude und des Glückes. Mami hat es wohl mitgefühlt, vom Morgen bis am Abend. Es war aufgeschlossen, redete freudig, gut gegessen, ein Tag ohne die geringste Krise!

Seit dem 21. Sept. ist nichts Ausserordentliches passiert. Es ist meistens lieb und umgänglich gewesen. Kleinere Krisen beim An- oder Ausziehen. Schlafen meist gut. An Abwechslungen ist es sehr interessiert und macht mit. Aber auch ich muss immer wieder hinzulernen. Einfach möglichst den Willen lassen, dann kommt das Gewollte von selbst.

Dienstag 1. Okt.

Ein ausgesprochener Föhntag. Eigentlich wäre eine negative Föhnstimmung zu befürchten. Aber Mami wird immer fröhlicher, es zeigt für vieles volles Interesse. So z.B. beim Fernsehen. Wie kann ein Mensch im Stadium der Krankheit solche Veränderungen durchmachen. Im negativen Sinn ja - aber im positiven ? Warum kann es auf einmal volle Sätze bilden? Und Begebenheiten realisieren?

Samstag 5. Okt.

Seit dem 1. Oktober ist nichts Grundlegendes passiert. Im Allgemeinen lieb und gut haltbar. Nur am Abend kommt regelmässig die Krise. Sobald es ans Ausziehen geht, blockiert es. Da gibt es nur eines, es allein lassen oder im Istzustand ins Bett legen. Die Nächte sind ruhig und meist ohne Erwachen. Heute ist Wetterwechsel, was sich schon gestern bemerkbar machte.

Mittwoch 16. Okt.

10 Tage sind seit meinem Eintrag vergangen. Das heisst, dass in dieser Zeit nichts Besonderes passiert ist. Im Ganzen gesehen waren die Tage tragbar. Die Nächte waren meist ruhig. Was auffallend ist, dass nach einer durchschlafenen Nacht früh aufgestanden wurde so um 6.30h – 7.00h. Dann war sie rege und von ins Bette gehen keine Spur. So habe ich mir angewöhnt, ihr den Morgenrock anzuziehen, was meist gut gelang. Es kam aber auch vor, dass sie ihn wieder auszog. So nach 1 – 1 ½ Std. war es soweit, dass ich sie anziehen konnte. Aber kaum fertig, legte sie sich wieder ins Bett und schlief bis 9.00h.

Werfen wir ein Blick auf die Wetterlage: ein grosses Sturmtief nähert sich dem Kontinent. Ab Morgen soll Niederschlag einsetzen. Schnee bis 1500M. und kalt. Diese Wetterlage spiegelt sich an Mamis Verhalten. Der Tag war noch gut, auch das Nachtessen. Dann fing es an zu harzen. Sie konnte sich nicht ins Bett gehen entscheiden. Eine gute Stunde stand sie vor der Treppe und streichelte den Teppich. Versuche schlugen alle fehl, sie blockierte einfach. So um 9.00Uhr endlich kam sie hinauf. Ich konnte sie ausziehen, aber dann war's wieder fertig. Sie sperrte gegen WC und Toilette. Also liess ich sie gewähren, in der Hoffnung, sie würde dann selber ins Bett. Aber nichts! ¼ vor 10.00h wurde ich energisch und so folgte sie mir. Volle 2 ½ Std. sperrte sie, teils mit Lachen, teils mit Schlagen und Beissen. Nun liegt sie mit Teddy im Bett und ich hoffe, dass alles gut geht.

Freitag 18. Okt.

Ich möchte hier die Eintragungen fortsetzen. Die Nacht auf den Donnerstag war ganz nach dem Schema vom letzten Winter. Also um 10.00h ins Bett, um halb 12.00h aufwachen, eine Stunde arbeiten, dann schlafen bis halb 3.00h. Dann kommt die grosse Unruhe, Visionen, Rückblicke bis zu den Eltern, herumwursteln, einfach richtig verwirrt. So ca. 2 ½ Std. Dann legte sie sich frei ins Bett und schlief bis halb 6.00h, wieder erwacht, Toilette, wieder ins Bett. Um 7.00h aufstehen, ankleiden, aber wieder abliegen. Um 9.00h stand sie aus freien Stücken auf. Der Tag war dann zum Verwundern ganz angenehm. Wanderung nach Wilderswil.
Heute war ein bewegter Tag. Um 7.00h aufstehen, anziehen, Morgenessen, wieder ins Bett, um 9.00h wieder aufstehen, duschen, wieder ins Bett bis 10.00h. Am Nachmittag Haare waschen, nach 3. Anlauf ganz gut. Um 19.00h ins Bett, aber mit den Kleidern. Bis jetzt- 20.45h - ist sie ruhig.

Samstag 2. Nov.

14 Tage sind seit meiner letzten Eintragung über die Weltbühne gegangen. Im Unterschied vom Weltgeschehen ist bei uns wenig Nennenswertes passiert. Wie üblich wechselten schöne mit weniger schönen Stunden ab. Aber Mami war lieb und meist auch fröhlich. Mit wenigen Ausnahmen gut geschlafen. Essen ebenso. Jeden Tag unsere 1-2 Wanderungen. So möchte ich den heutigen Tag etwas genauer beschreiben: Um halb 7.00h aufgestanden, WC, aber dann keine Lust wieder ins Bett zu gehen Morgenrock anziehen, wieder ausziehen, herum trödeln. Nach einer Stunde

war es reif wieder ins Bett zu gehen, schlafen bis ca. 9.00h, dann duschen, eigentlich fast freiwillig. Dann anziehen, oppositionslos. Um 10.00h Morgenessen, auch gut. Dann wie üblich herum hantieren. So um halb 12.00h nahm es den Mantel und Halstuch, somit war der Weg offen für ein Spaziergang. Um halb 1.00h zurück. Mittagessen von selbst. Nach ein Uhr sagte ich: wir müssen ein wenig schlafen. So legten wir uns beide ins Wohnzimmer, aber bei Mami war das nur von kurzer Dauer. Ich war für eine Stunde weg. Ich fand Mami in der Küche beim Hantieren. Ich machte den Vorschlag, die Haare zu waschen was es ohne Murren akzeptierte. Alles ging prima und am Schluss hatte ich ein fein frisiertes Mami.

Bald zeigte sich eine Veränderung im Denken. Sein Denken war irgendwo. Es sprach von Leuten, von Fortgehen und Heimkommen. An einem gemeinsamen Tee mit Agnes nahm es nicht teil, referierte aber ununterbrochen. Zog Agneses' Jacke an und wollte fort. Dieser Zustand hielt an. Vom Nachtessen versuchte es nur ein wenig. Banane, Traube, Käse und Ankenschnitte blieben auf dem Teller. Um 7.00h wollten wir ins Bett, was sich gut anliess. Aber vor dem Bett die Wende. Es schlug zu und jagte mich fort, was ich auch befolgte. Denn ich habe gelernt, kurzen Prozess zu machen, was beiderseits Nervensubstanz schont. Ich schaute mir die Tagesschau an und erst um 8.00h wagte ich mich wieder" in die Höhle des Löwen". Ein lachendes Mameli empfing mich mit einem Kuss. Dann ging alles reibungslos. WC, ausziehen und zum Teddy ins Bett. Wir plauderten ein wenig zusammen, dann sage es: „Tue mir eigentli hinecht au no öpis z nachtässe?" So holte ich den Teller im Kühlschrank, nahm den Stuhl zum Bett und fütterte den hungrigen Spatz. Abwechslungsweise mit Banane und Traube. Auf einmal schloss Mami die Augen und versank ins Land der Träume, den Teddy fest umschlungen. So ging ein schöner Tag zur Neige.

Dienstag 19. Nov.
   Letzte Eintragung 2. Nov. – in dieser Zeit ist nichts Aussergewöhnliches passiert. Komplikationen beim zu Bett gehen hat es immer gegeben. Eine Zeit lang hatte ich Angst, es könnte zu einem Dauerbrenner werden. Wettereinflüsse sind einfach da. So konnte ich weiter zufrieden sein.

Letzte Nacht durchgeschlafen bis halb 5.00h, dann aufstehen, quickmunter, an ein Weiterschlafen war nicht zu denken. Also liess ich sie gewähren und schlief wieder ein. Um halb 8.00h erwachte ich und sah mir die Unordnung an. Gut, sie musste ja etwas tun. Bereitwillig wieder ins Bett. Verschiedentlich sah ich nach ihr, kein Zeichen von Erwachen. 11.00h da sass sie auf dem Bettrand. Anziehen mit kleineren Hindernissen. ¼ vor 12.00h Mittagessen, saure Leber. Sie greift herzhaft zu, auch der Kaffee mit Guetzli mundete. Abwaschen, aufräumen, dann wollte ich mit ihr nach Interlaken. Nichts zu wollen. Sie legte sich wieder auf die Couch. So machte ich die Kommission selbst.

Um 3.00h war sie soweit, dass wir gehen konnten, zu Käti, was sie scheinbar verstand. Der Empfang war herzlich, das Benehmen gut. Nach einer halben Stunde: „So, jetz müessemer hei, süsch wird's de spät." Der Abend verlief zum Verwundern normal und jetzt um 20.30h schläft sie fest. Fazit: Man muss einfach nachgeben können und ihr den Willen lassen. Es gibt keine Alternative.

Samstag 23. Nov.

Gestern und heute sind 2 Tage, die ein ungewohntes Bild zeigen. Bezogen auf das Wetter: Eine schwere Nebeldecke liegt seit 3 Tagen über dem Land. Zeit um schwermütig zu werden. Im Allgemeinen ist Mami passiv, grübelt stundenlang am gleichen Ort, putzt irgendetwas, verweigert teilweise das Ausgehen. Beide Abende legt sie sich vor dem Nachtessen auf den Divan. Sie weigert sich, das Essen in der Küche einzunehmen. So essen wir in der Stube. Gestern schlief sie wieder ein und erwachte erst gegen 21.00h. Hans war da, aber scheinbar erkannte sie ihn nicht. Es ist so schwer, die Wahrheit zu ergründen. Toilette verweigerte sie, auch das Ausziehen, also so ins Bett.

Montag 25. Nov.

Die vergangene Nacht war wieder einmal unruhig und ermüdend. Schon der Sonntagabend war mühsam. Vor dem Nachtessen Einschlafen, dann Mühe mit dem Nachtessen. Um 9.00h erwachte sie dann schon wieder, konnte dann aber beruhigt werden. Die Geister waren wieder verschwunden. Im Bett hatte sie Verlangen nach Liebe. Um halb 12.00h wieder erwacht und 1 ½ Std. herumgeistern und sogar arrogant. Um halb 5.00h wieder wach bis 6.00Uhr. Dann konnten wir beide bis 8.00h schlafen. Ich stand auf und Mami schlief bis 9.30h. Der Tagesverlauf war normal, Vor- und Nachmittag je 1 Std. spazieren. Das zu Bett gehen verlief zum Verwundern ruhig. Ich war aber eine Zeit lang total fertig, erholte mich nach dem Essen.

Donnerstag 28. Nov.

Heute war wieder einmal ein typischer Alzheimer-Tag, wo sich die Frage stellt, was davon ist die Krankheit, oder was ist von ihr verursacht: Der Widerstand – 10.30h Zahnarzt steht auf dem Kalender. Da an der letzten Konsultation alles gut verlief, habe ich es ihr gesagt: „Du Mami, heute gehen wir zum Zahnarzt", was es mit Befriedigung quittierte. Alles geht gut bis zum Mantel anziehen. Totaler Widerstand bis zu Tätlichkeiten. Letzte Hilfe, Frau Brunner telefonieren, die innert ein paar Minuten da ist. Beide lachen sie einander an und der Knoten ist gelöst. Also konnten wir gehen, aber ca. nach 50M. riss sie sich los kehrte und ich musste folgen. So wollte ich H. anrufen, aber Mami ging im Tempo die Kesslergasse hinab. Also wieder folgen. Bei Elektro Vögeli war es aus. Wieder riss sie sich los. Zum Glück folgte sie mir in den Laden, wo mir Frau Vögeli ein Taxi bestellte. In ein paar Minuten war es da und Mami stieg ein als wäre das die selbstverständlichste Sache der Welt. Das Aussteigen ging anstandslos. Beim Arzt war sie ein Schatz und das hielt an bis zuhause. Als das Zmittag auf dem Tisch stand, schob sie den Teller auf die Seite und fertig war der Schatz. Der Nachmittag verlief befriedigend, aber nur ihr Wille zählte.

Donnerstag 5. Dez.

Die 3 letzten Tage waren nicht gerade ermunternd. Eigenwillig bis die Nerven reissen. Auch nachts keine Ruhe, das hängt an. Resultat: Mein Kopf fängt an zu schmerzen, eine Nervenkugel. So habe ich wieder zu Haldol gegriffen, auch für mich. Ich werde den Versuch machen wie ich darauf reagiere, ich hoffe das Beste. Ansonsten sehe ich schwarz für die Zukunft. Heute wollte ich ihr die Haare waschen, aber ich musste improvisieren. Auch abwaschen statt duschen? Das Barometer ist auf Rekordhöhe, von Norden kommt anderes Wetter. So hoffe ich, dass es für uns wieder besser wird.

Freitag 13. Dez.

Der schwarze Tag für viele Menschen, auch für mich. Fast könnte man abergläubisch werden. Zwischenzeitlich ist nicht viel Wichtiges passiert - aber es war gespickt von kleinen Pfeilen, die stetig auch ihre Wirkung auf mich haben. Das Sprichwort „Viele Hunde sind des Hasen Tod" gilt hier in abgeänderter Form. Besonders die Abende sind vielmals aufreibend. Einfach die ewige Zwängerei. Meine Nerven halten dem auch nicht immer Stand. Gut, einfach kurz und so ins Bett. Dann mit dem Essen. Dieser Zustand wirkt sich auch auf mich aus. Schon bis es am Platz ist reissen manchmal ein paar Nerven. Dann eingeben, dann wieder für mich etwas essen, dann wieder Mami füttern, dazwischen etwas anderes erledigen, nie ein Essen in Ruhe. Dann wieder die Sache mit dem Stuhl und Wasser, vielmals vor dem WC, oder stuhlen in die Ecke. Also jeder Tag mehr oder weniger voll im Einsatz.

Nun zum heutigen Tag: Frau Hedy Thoma aus Zug hat uns 20 Fr. geschickt für einen Kaffee. Da habe ich mich entschlossen, statt Kaffee zum Mittag Fisch zu essen im Restaurant Tell. Ich freute mich und habe gesagt: „Mami, heute essen wir im Restaurant, dann muss ich nicht kochen." Aber die Freude war kurz. Nur Suppe und etwas Salat, dann den Teller auf die Seite geschoben, aufgestanden. Dann sagte sie etwas von „Hüsli". Also ging ich mit ihr in die Toilette, was nichts brachte, als dass sie doch wieder zum Tisch sass. Aber nur etwas Fisch - von der Beigabe hat sie nichts gegessen. Dann musste ich ihrem Willen folgen und das Lokal verlassen. Daheim zog sie den Rock aus, und alle Mühe in wieder anzuziehen war erfolglos. Also wieder kapitulieren. Ich war erledigt. <u>Also doch der 13. + Freitag !</u>

Samstag 14. Dez.

Nach einer guten Nacht faulenzte sie noch eine Stunde, dann konnten wir z'Morge essen. Der Tag verlief befriedigend aber der Abend war wieder total. Erst um halb 9.00h konnte ich sie halb angezogen ins Bett legen. Aber nichts von Zufriedenheit.

****

Ich möchte heute nun versuchen, ein Bild über die Gefühle einer Alzheimerkranken Frau aufzuzeichnen.

Altersverwirrtheit nennt man sie ja auch mit Recht. Also, der Mensch ist verwirrt, er denkt wohl recht, kann es aber nicht im Zusammenhang weitergeben. Gerade das ist es, was den Fall so schwer macht. Die Person ist nicht einfach weg, wie viele meinen. „Die kann man ja ruhig in ein Heim stecken, die realisiert das ja doch nicht." Weit gefehlt. Die nehmen so viel auf, können es teilweise sogar speichern, manchmal sogar für längere Zeit. So kann das wechseln der Aussprache von lieb auf Befehlston eventuell eine Wirkung zum Guten haben. Sicher aber meistens im negativen Sinn. Erklärungen beim Spazieren sind wertvoll. So zeige ich ihr jedes Büsi das sich sonnt. Blumen werden betrachtet und lösen Freude aus. Sind Leute bei einem Schwatz, mischt sie sich mit Vorliebe ein, was natürlich jeweils lange Gesichter hervorruft. Wenn wir im Dorf spazieren, kann sie spontan rufen, z.B. dies machte die Handarbeitslehrerin, oder da haben wir unseren Blätz (Pflanzfläche) gehabt. Sicher weiss sie wo die Wege hinführen und sagt: „jetz gömmer da düre u nid dert." So wäre die Möglichkeit, wenn sie mal wegläuft, dass sie unser Haus wieder finden würde gross.

Nun das Hauptthema: Körperliche Gefühle.

Körperliche Gefühle. Das ist wie bei normalen Kindern und Erwachsenen ein eminent wichtiger Faktor. Vorweg mal die Schmerzen. Es ist fast normal, dass, wenn ich sie anfasse, wie beim An- und Ausziehen, ich ihr ständig Schmerz zufüge, z.B. beim Strumpf anziehen. Klar habe ich keine Krankenpfleger-Hände, aber ewig macht sie mir Vorwürfe von „Chraue". Einfach den ganzen Tag bin ich ein „Ruech".

Nun die Kehrseite: Wie sie den Schmerz empfindet, so auch die Wohltat. So leben wir zwei wie in den jungen Jahren. Händeli halten, wie es von vielen abschätzig genannt wird, ist selbstverständlich für uns ein Bedürfnis. Umarmen, den Kopf aneinander drücken oder küssen, das gehört zum täglichen Leben.

Die Zeremonie für zum Schlafen, insofern sie gut aufgelegt ist: Einfach so wie man ein Kind ins Bett legt, schön einbetten, den Teddy in die Arme drücken, ein letzter Kuss und schon werden die Augen geschlossen und Ade! Es kann aber auch sein, dass sie dies alles abwehrt, den Teddy fortwirft und nichts von Streicheln wissen will. Dazu gehört auch der körperliche Kontakt, das Gefühl der Geborgenheit. Statt dass sie die Decke verkrampft hält, hält sie meine Hand fest. Da gibt es nichts von Loslassen! Oder dann eben wieder das Gegenteil.

Zum Thema sexuelle Kontakte: Etwas was ja meistens lahm ist. Ich wage heute zu sagen, dass gerade das eine eminent wichtige Sache ist. Was in sehr vielen alten Menschen zum Bruch der Gemeinschaft führt und man eben nicht davon spricht, geht bis ins hohe Alter. Wir sind jetzt zwei, die gerade dieses verbindende Verhalten immer als sehr wichtig empfunden haben, und gerade heute noch empfinden. Ich muss dafür festhalten, dass nicht ich den Kontakt suche, sondern Mami. Der Anstand verbietet mir, von einer kranken Frau dies zu verlangen.

Gerade da komme ich auf eine eventuell sehr wichtige Situation. Mami wird in der Nacht unruhig, sitzt auf, redet in Verwirrtheit. Wenn ich mich ihm nun nähere, so zeigt sich bald, dass sie eben sexuellen Kontakt sucht. Und wenn ich dann in die Intimgegend komme, hat sie das Hemdchen hochgezogen und nun wird sie ruhig und friedlich und geniesst den Kontakt in einer glücklichen Stimmung. Das kann in 14 Tagen 1 x oder sogar jede Woche 1 – 2 x vorkommen.

Hier drängt sich mir die Frage auf: Wie unterdrückt man nun in einem Heim dieses Verlangen. Das Personal wird ja kaum auf den wahren Grund tippen. Hier bin ich nun bei der Kernfrage angelangt. Sind sich unsere Mediziner dieser ungeahnt wichtigen Situation bewusst? Werden die Patienten in einem Heim nicht direkt zur Verzweiflung getrieben? Für Liebe, körperlichen Kontakt oder eben sexuelle Kontakte gibt es ja im Heim keine Möglichkeit. So werden Wünsche und Bedürfnisse mit Medizin oder Hilfsmittel wie Anbinden, Festhalten unterdrückt. Und gerade hier ist ein nicht wegzudenkender Faktor. Der Alzheimer-Patient will ein Mensch bleiben. Er hat noch ein Wille und den möchte er erfüllt wissen. Unterdrückung ruft Emotionen, Aggressivität oder sogar Tätlichkeiten hervor.

Meine Frage auch: Warum wird so wenig getan, um ein Alzheimer-Patient in seinem angestammten Milieu zu lassen. Als Betreuer einer Alzheimerkranken Frau ernte ich viel Bewunderung, bekomme aber sehr wenig Mithilfe. Was nützt es mir, wenn man mir gratuliert, aber für 1 Stunde Beistand reicht es nicht. Ich sage es offen, wir leben in einer verlogenen Welt. Entschuldigen sie mir diese Schreibweise, aber was ich hier in Matten erlebt habe, ist alles andere als Nächstenliebe. Ausgenommen von dieser Anschuldigung sind: Marcel, Frau Brunner u. Käti Widmer sowie Berti von Almen.

Was ich hier schreibe, ist unbedingt für die Nachwelt bestimmt.

****

Sonntag 15. Dez.
      Ich möchte doch der Gerechtigkeit halber auch mal eine schöne Eintragung machen und das im Gegensatz vom Freitag.
Fahrt mit Marcel und Agnes nach Lenk. Mami war schon gut erwacht u. war sehr lieb. Um 11.00h fuhren wir hier weg, bei Nebel bis Lauterbach. Dann eine Märchenwelt, alles voll Raureif, wo in der Nacht noch Nebel war. Fahrt bis zu den Simmenfällen, dann wieder zurück ins Dorf. Mittagessen im Hirschen: Kalbsragout mit Kartoffelstock. Mami machte nicht die geringsten Schwierigkeiten. Auf der Rückfahrt noch ein Kaffeehalt in Oberwil. Auch da war es sehr gut aufgelegt und genoss das Leben. Bei

der Einfahrt zurück in die Hauptstrasse sagte es: „Du muesch de da nid e Cheeri mache mit em Auto." Wieder ein Beweis, wie vielmals alles ganz normal schaltet. Nachtessen und zu Bett getan ohne Anstand, das heisst ich unterliess WC und Zähneputzen, um den schönen Tag nicht zu gefährden. Noch zu vermerken: Auf der Fahrt gegen Leissigen fing es plötzlich an zu weinen.

Montag 16. Dez.

Mami isch eifach e Schatz! So musste und durfte ich heute Abend sagen, als ich sie einbettete. Dann verlangte sie auch noch nach dem Teddy. „Gäu du Chline, du chunsch au zuemer!" Nach dem gestrigen schönen Tag war auch heute „Sundigschuel" und das macht mich glücklich. Und das obwohl das Barometer um 5 Striche gefallen ist. Mögen noch viele solche Tage kommen.

Stephanstag 26. Dez.

Weihnachten ist vorüber, es waren zwei ganz schöne Tage. Am 24. waren Hans und Erika auf Besuch. Ich glaube, Mami hat es realisiert, dass Weihnachten ist. Nach einer Fahrt nach Grindelwald gab es eine Panne. Mami war 5/4 Std. im Auto blockiert. Starr sass es da und klammerte sich an den Sicherheitsgurten. Frau Brunner und Marcel prallten mit ihren Bemühungen ab. Erst 18.15h löste sich der Krampf. Ein strahlendes Mami begrüsst uns in der Küche, es war überglücklich: „mir sii wiit furt gsi" sagte sie strahlend. Der Abend verlief problemlos. Aber vom Weihnachtsbaum nahm sie keine Notiz. Die Nacht hat es durchgeschlafen bis am Morgen.

Um 11.00h kam Vreneli. Ich glaube sie hat es erkannt. Nun folgten überaus glückliche Stunden. Mami war lieb und anlehnend. Mehr als eine Stunde sassen wir auf dem Divan und schauten fern. Etwas was sonst nie vorkommt. Es war eine Weihnachtsfeier auf Kanal 2 – ZDF und Eiskunstlaufen. Es war voll dabei. Aber auch hier konnte ich keine Bindung zum Weihnachtsbaum feststellen. Aber sie strahlte Glück und Zufriedenheit aus und ich hatte das Gefühl noch nie so schöne Weihnachten erlebt zu haben.

Die Nacht war wieder ruhig. Mittagessen in der Tenne. Aber Mami war müde und fast teilnahmslos. Vermutlich hat der Wetterumschlag, der die Schweiz erreicht hat, seine Wirkung. Wieder daheim fand sie aber keine Ruhe, war aber lieb und kam verschiedentlich zu mir und küsste mich. So glaube ich, dass der Besuch der Kinder doch registriert wurde.

Sonntag 29. Dez.

Ein herrlicher Tag. Abnormal lange geschlafen, von abends 17.30h – morgens 10.00 Uhr. In dieser Zeit meldete sich Mami 2 x fürs WC, ging aber bald wieder ins Bett. Ich hatte diese Nacht nach langer Zeit einmal genug geschlafen. Das Mittagessen war noch normal verlaufen. Bei diesem herrlichen Tag wollte ich mit ihr ein Spaziergang machen. Aber daraus wurde nichts. Beim Stiefel anziehen brach ein wüster

Zornanfall aus. Ich wurde an den Haaren gezogen, es klatschten Ohrfeigen. Ich versuchte mit Zureden. Aber nichts, wüste Schimpfwörter sprudelten über mich. Als eine richtige Schlägerei losbrach, versuchte ich sie ins WC einzusperren, was sie mit allem was greifbar war gegen mich richtete. So musste ich das Feld räumen und ohne sie einen Spaziergang machen. Die Hoffnung, dass es bei meiner Rückkehr besser sein werde, war falsch. Annäherungsversuche wurden abgewiesen. So liess ich sie gewähren. Resultat, eine zerbrochene Brille und Platte. So gingen die schönen Weihnachtstage wieder in die volle Wirklichkeit hinüber.

1992

Donnerstag 2. Jan.
Zum Glück kann ich das neue Jahr mit recht gutem Bericht beginnen. Mami ist im Grossen lieb und erträglich. Die Besuche übers Jahresende trugen dazu bei, dass ich diese eine angenehme Abwechslung fand.

Samstag 28. Jan.
Besuch von Albert und Marlies Auf der Mauer. Essen daheim, was gut verlief. Mami plauderte viel. Fahrt nach Grindelwald, war wie eine Gratwanderung. Ein- und Aussteigen war so, dass man froh war, wenn es glückte.

Sonntag 30. Jan.
Sie verweigerte das Ausgehen, bei herrlichem Wetter, ein schwerer Schlag.

Montag 31. Jan.
Besuch von Fritz und Fini Mühlen, ein wunderbarer Tag. Fini kann halt mit solchen Patienten umgehen, so dass Mami zum Star wurde. So konnten wir beide sogar mit zum Bahnhof und zurück ohne Zwischenfall. Schlafen meistens fest und vielmals lang, was mir besonders gut tut.
Heute Spaziergang Wilderswil und zurück, dann aber bald Verlangen nach Schlaf und schläft noch jetzt 19.45h. Was daraus wird, wird sich zeigen.

Samstag 4. Jan.
Ein jähes Erwachen heute Morgen um 05.30h. Ich glaubte der Zeit entsprechend, es müsse aufs WC, doch davon war nichts. Als ich es nötigte doch nun seine Sache zu machen, gab es Schläge und wüste Worte. So gab ich's auf und verzog mich ins Bett. Die Wut hielt an. Mit den Hausschuhen wurde an die Wand geklopft, mit dem Kleiderbügel überall dreingeschlagen. Meine Decke wollte sie wegreissen. Ich fand dann etwas Schlaf. Als ich nachschaute, wo Mami sei, fand ich sie im Gang mit einem Stecken in ihrem Kot grübelnd. Und was - ein herzig lachendes Mami

stand mir gegenüber. Der starre, unheimliche Blick war verschwunden und ein lachendes Mami hatte keine Ahnung, was geschehen war. Abwaschen und ins Bett mit ihr, wo sie sofort einschlief. Erst um halb 12.00h war sie bereit zum Aufstehen, Mittagessen. Das liebe Mami war wieder da. Auch zum Ausgehen war sie bereit. Anderthalb Stunden gingen wir der Sonne nach, ohne ein böses Wort.
Anschliessend Besuch von Frau Hirt, die von Mami herzlich empfangen wurde. Sie plauderte auf Französisch wie ein Buch. So geht das, Nachtessen und Schlafen gehen ohne Widerstand.

Donnerstag 9. Jan.
Eine neue Methode scheint sich anzubahnen: Verweigerung ins Bett zu gehen. Schon gestern Abend war das gleiche Manöver. Alles ging soweit gut bis vors Bett. Da setzte sie sich in den Fauteuil und war nicht mehr zu bewegen. Starr wie ein Stein harrte sie aus. Da habe ich Frau Brunner telefoniert und angefragt, ob ich sie so lassen soll. Doch sie wollte einfach kommen. Zusammen konnten wir sie mit den Kleidern ins Bett legen, wo sie augenblicklich einschlief.

Freitag 10. Jan.
Heute weigerte sie sich zum Tisch zu kommen und wollte Fernsehen. Also, das Essen in die Stube, aber sie versuchte mehr als essen. Aber ins Bett, nein, kein Wank. So habe ich Marcel gerufen und mit ihm ging sie hinauf. Zusammen legten wir sie ins Bett, aber auch Marcel musste einiges einstecken. Diese Situation ist merkwürdig. Es macht einfach den Anschein, dass da eine grosse Portion Trotz mitspielt. So berechnet geht das zu. Ich gebe so ca. 5 Tropfen Haldol, genau weiss man das nie, weil ich es dem Essen zugeben muss, wo halt manchmal wenig oder nichts gegessen wird.

Samstag 11. Jan.
Der Tag verlief normal bis auf einige Zwängereien. Am Abend aber die alte Geschichte – Badzimmer nein, ausziehen nein. So blieb mir nichts anderes übrig als sie wieder mit den Kleidern ins Bett zu legen. Heute keine Tropfen.

Sonntag 12. Jan.
„Ein Hochdruckgebiet weitet sich weiter aus und verstärkt seinen Einfluss auf die Schweiz." Ist das der Grund, dass heute Mami wieder ein Schatz war. Den ganzen Tag war es lieb, hatte Freude an lustigen Sachen am Fernsehen und auch am Essen. Auch auf dem Spaziergang nach Wilderswil hatte es Freude.

Montag 13. Jan.
Der Tag verlief soweit gut, doch machte sich eine Rechthaberei bemerkbar, die am Abend zum Ausdruck kam. Das Zubettgehen war wieder ein arges Schauspiel. „Misthund" und Schläge in Reinkultur – den Teddy wies sie weg.

Dienstag 14. Jan.

Der gestrige Vorfall ist für mich nicht ohne Folgen geblieben. Schlaflose Stunden, ich war moralisch total fertig. Noch ein paar solche Anfälle und ich werde zum letzten greifen.

Heute war sie zum Verwundern ganz lieb. Bei vielen Redensarten machte sie ganz reale Aussagen. Im Bett sagte ich ihr: „Wenn Du den Papi weiter so plagst, hast du bald kein Papi mehr." Aus dem Gesichtsausdruck zu schliessen hat sie den Sinn verstanden. Auch am Morgen machte es den Anschein, dass ihr der Vorfall nicht recht war.

Donnerstag 16. Jan.

Gestern und heute waren zwei gute Tage. Es war sogar sehr lieb und die Pflege machte mir wieder Freude. Heute 17.00h auf dem Divan eingeschlafen.

Sonntag 19. Jan.

Heute ist wieder viel zu berichten. Nach dem gestrigen ruhigen zwar langen Tag folgte eine unruhige Nacht. Mami ging um 17.30h und ich um 18.00h zu Bett. Dann um 20.00h ein Telefon, das mich aus dem Schlaf weckte, von Hans M. Eine halbe Stunde später machte sich Mami bemerkbar fürs WC. Statt wieder ins Bett zu gehen, hatte es das Bedürfnis, bis 23.00h wach zu sein und herum zu grübeln. Um 4.00h war die Ruhe schon vorbei und es folgte eine Wachphase bis 7.00h. Dann folgte sie mir und kam wieder ins Bett, wo sie bis 11.00h ausharrte. Leider folgte ein schwerer Anfall mit Tätlichkeiten. So liess ich sie gewähren und ca. nach ¼ Std. liess sie sich anziehen und das verspätete Morgenessen konnte genossen werden. Zwar zum Anfang noch mit Widerwillen. Der Mittag war somit passé, dafür machten wir ein Ausflug nach Wilderswil. Die vorerst noch schwache Sonne verschwand bald und es wurde kalt. Daheim folgte eine ruhige Phase. Mami war lieb, das Nachtessen genoss es und anschliessend noch ¼ Std. auf dem Ofenbänkli. Dann hatte es die nötige Bettschwere und es war ein herziges liebes Mami und schlief bald ein. Morgens 11 Tropfen und am Abend 3 Tropfen Haldol und zum Essen ein wenig Wein. Macht sich der Schlechtwetter-Einbruch bemerkbar?

Mittwoch 22. Jan.

Die Situation ist weitgehend stabil. Ich gebe nun im Tag 2 x 4 Tropfen Haldol, was vermutlich zum Verhalten beiträgt. Die grosse Wetterlage wurde durch Schneefall unterbrochen, was sich schon auswirkte.
Aber trotz allem ist die Pflege mühsam. Das ständige Bitten und Warten bis es reagiert. Vielmals trägt es doch nichts ab und ich muss kapitulieren. Auch das Wach sein und frühe Aufstehen zerren an den Nerven. Aber ich bin gleichwohl glücklich und zufrieden, ich habe mein Mami.

Samstag 25. Jan.

Alles ist dem Wechsel unterworfen, auch Mamis Verhalten. Ich habe auf das Mittel Haldol gesetzt, aber der Erfolg ist nur teilweise. Tagsüber geht es recht gut, aber am Abend ist die Hölle los. Ausziehen und Toilette stehen nicht mehr im Programm. Sobald es soweit ist und ich will oder muss nachhelfen, so explodiert sie und wird tätlich, so dass ich sie nun schon 4 Mal in den Kleidern ins Bett legen musste. Da ist Liebe nicht mehr am Platz. Ist sie dann im Bett, scheint sie wieder das liebe Mami zu sein. Aber für mich wirken sich solche Sachen auf die Dauer sehr ungünstig aus.

Sonntag 26. Jan.

Nach einer sehr unruhigen Nacht und frühen Tagwacht war Mami heute ein Schatz, ohne irgendeine Szene zu machen. Sogar das zu Bett gehen verlief ganz friedlich. Aber trotz allem bin ich bedrückt.

Donnerstag 30. Jan.

Der Tag beginnt mit einer einmaligen Leistung. Sie erwacht um 5.30h. Ich nehme an, dass sie aufs WC muss, ansonsten dann irgendwo die Sache erledigt wird. Als sie endlich absitzt und ihre Sache macht, greift sie zwischen die Beine und ergreift den Kot und will ihn mir anschmeissen. Zum Glück kann ich die Hand abwenden und alles fliegt auf den Boden. Alles begleitet mit Schimpfworten wie „Dräckhund". Bald beruhigt sie sich wieder und ich kann sie ins Bett tun. Tagsüber ist sie ruhig, fantasiert viel, kann sie aber nicht dazu bewegen, hinaus zu gehen. Zum Verwundern ist sie am Abend beruhigt und geht gern ins Bett.
In den letzten Tagen ist irgendeine Veränderung in ihrem Verhalten festzustellen, in negativer Richtung. Die Haldol-Tropfen gebe ich weiter 2 x 4 Tropfen.

Samstag 1. Febr.

Diesmal kann ich nur Schönes berichten. Mami hatte 2 schöne Tage und heute war dazu auch noch das Wetter herrlich. Um den Tag in letzter Minute nicht noch zu verderben, habe ich Mami ohne Toilette ins Bett getan. Es hat sich gelohnt, trotz dem der 1. Anlauf missglückt ist. Mit allerlei Ausreden wollte sie sich drücken.

Montag 3. Febr.

Die Weiterentwicklung zum Schönen hat sich fortgesetzt. Heute war Mami ausgesprochen lieb. Besonders am Abend, meldete sich selbst fürs WC und Toilette. Von sich aus zog es sich aus und wieder das Nachthemd anziehen. Im Bett strahlte ein lachendes Mami, lies sich streicheln und nahm den Teddy fest in die Arme. Dann schlief es glücklich ein 18.30h.

Donnerstag 13. Febr.

Seit 10 Tagen habe ich keine Eintragungen mehr gemacht. Das heisst, die Lage ist stabil geblieben. Kleinere Einlagen wie ich sie seit langem kenne habe ich nicht jedes Mal vermerkt. Da sind die Zwängereien am Abend fürs Bettgehen. Jedenfalls so ab 18.00h muss ich mit ihr ins Bett, sonst wird das Risiko gross. Schlafen meist gut, abwechselnd so 3 x aufstehen Am Morgen Pantomime und Visionen. Duschen konnte ich sie mit Haarwaschen, Laufen meist gut. Das wechselhafte Wetter hatte diesmal keinen allzu grossen Einfluss.

Sonntag 23. Febr.

Wenn auch nichts Neues zu melden ist, will ich doch ein paar Worte schreiben. Im Grossen gesehen ist die Lage stabil. Anfälle sind ausgeblieben. Schlafen gut, meist nur 1x aufstehen. Was ich vermerken muss, Mami wird langsam schwächer, was sich am Laufen zeigt. Die Unruhe am Tag bleibt, die Reaktion wird langsamer. Die Hauptsache, es bleibt lieb.

Sonntag 1. März

Heute war fast ein besonderer Tag. Nach einer guten Nacht ein aufregender Morgen Mami erwacht um 6.00h, ist lieb und kommt aufs WC. Aber statt darauf will sie ihre Sache im Badzimmer machen. Mit Gewalt brachte ich sie aufs Klosett, wo sie Stuhl hatte. Ich glaubte, es sei erledigt. Dann auf dem Weg ins Bett kam noch diverses und ich musste nochmals Druck ausüben, was sie zu einem Wutanfall bewog. Doch bald beruhigte sie sich wieder. Am Nachmittag ergab sie sich dem Schlaf. Um halb 3.00h gab es noch ein Spaziergang Höhenweg – Matten. Nachtessen, als Ersatz für Mittag griff sie tapfer zu. Das ins Bett gehen klappte erst beim zweiten Anlauf, aber in den Kleider. Nach dem Motto: „Nachem Räge schiint d'Sunne".

Freitag 6. März

Ein Tag wie gewohnt. Mami ging nach dem Essen selber etwas schlafen. Nach ca. 1 Std. hörte ich sie reden, ging nachschauen. Da stand sie unter der Wohnzimmer-Tür, hielt sich am Rahmen. Ich sah sofort, dass sie gegen das Umfallen ankämpfte. Die Bemühungen, sie auf den Divan zu legen fielen flach. Plötzlich sackte sie zusammen, riss mich und den Tisch mit und dann lag sie am Boden, wo sie 3 Std. ausharrte. Ich legte ihr Kissen unter den Kopf und sie schlief. Essen wollte sie nichts. Zu vermuten ist, dass sie erbrechen musste und ich ihr nur Kamillen-Tee geben wollte. Das zu Bett gehen verweigerte sie. Erst um halb 8.00h war sie bereit dazu. Um 23.30h erwachte sie und ich konnte mit ihr aufs WC. Ihr Befinden war immer noch nicht normal, aber doch ging es ohne Zwischenfall.

Mittwoch 11. März

Die letzten 5 Tage waren aufreibend. Das heisst, tagsüber war sie sogar lieb, aber am Abend war Schluss damit. Schon beim Essen fing es an, das zu Bett gehen war eine Tortur. Totale Zwängerei einfach blockiert. Verweigerte die Treppe zu steigen, liess sich fallen und ich musste sie aufstellen. Heute war wieder ein normaler Tag. Der Schlechtwetter-Einbruch war da. Schnee bis 1400M.

Freitag 13. März

Es ist 23.30h. Mami ist seit 2 ½ Std. aufgewacht und aktiv. Nun ist es wieder im Bett, wohl müde u. ausgepumpt. Am Abend sind wir beide um 18h ins Bett. Mami war in einer kritischen Phase, doch ging es auf einmal besser als gedacht. Um 21h war sie auf einmal hell wach, sass auf dem Bettrand, den Teddy in den Armen. 2 ½ Std. war sie total unansprechbar. Sie war in einer anderen Welt. Sie sprach mit den verschiedensten Dingen. Überall waren sie. Mit der Nachttischlampe leuchtete sie alle Gegenstände und Ecken aus. Ständig im Gespräch. Ich habe keine Ahnung, jedenfalls waren da wohl Tiere und Menschen vorhanden. Ein eigenartiges Gefühl übernimmt mich. Allein mit einem lieben Menschen, der total in einer andern Welt lebt. Ich fühle mich verlassen und überfordert.

So suche ich zwei Mal den Fernseher auf. Albanien, eine total zerstörte Welt. Armut, Hunger, Führerlos, 180 Kühe in einem staatlichen Betrieb. Kühe ohne Euter, abgemagert. Sie haben das Wiederkauen verlernt, weil es nichts mehr zu kauen gab. Ich stelle ab. Später, ein Film über die Judenausrottung. Unheimlich. Die Welt hat versagt und wird weiter versagen. Auch hier muss ich abstellen.

Meine Gedanken sind wieder hier bei Mami. Auch verlassen, allein – unsere Kinder nehmen das als selbstverständlich hin. Sie haben ja teils auch ihre Sorgen, aber auch das Vergnügen. Nun habe ich diese Zeilen geschrieben, muss ja trotz allem zufrieden sein. Die halbe Welt lebt mit dem Hunger, die andere Hälfte im Überfluss. Alte und kranke sind für die 2. Hälfte Ballast - jeder kennt nur sich selbst.

Samstag 14. März

Die Nacht blieb unruhig. 2 ½ Stunden war Mami wach und trieb ihr „Unwesen". Zuerst im Bett, ein Vortrag ohne Ende, der Teddy war mit dabei. Dann im Schlafzimmer herumhantieren, mit der Nachttischlampe alles ausleuchten. Dann endlich war es genug. Sie liess sich ins Bett legen und schlief augenblicklich ein. Um 7.00h schon wieder wach. Ich probierte mit duschen und es ging. Am Nachmittag Haare schneiden. Mit einigen AU und UIUI ging auch das. Weniger gut war das Essen. Mühsam und dann davon laufen. Besser ging es mit dem zu Bett gehen, war sie doch müde.

Montag 16. März

Zuerst ein Bericht von gestern Sonntag. Regenwetter. Mami bis 10.00h im Bett, Morgenessen dafür nichts am Mittag. Fernsehen, Tiere vor der Kamera – „Das Lied der Landschaft". Ein herrlicher Film über Vögel im wilden Spanien. Auch Mami lässt sich von den Nahaufnahmen und herrlichen Vogelstimmen beeinflussen. Dann eine Stunde spazieren. Nachtessen. Herrliches Poulet mit Reis und Salat, Mami isst wie selten. Es bedient sich mit den Händen aus der Schüssel und fertig ist ein Poulet. Auch das zu Bett gehen geht wunderbar. Es war ein Traumtag. Heute ging alles gut bis zum Bett gehen. Sie verweigert das Treppensteigen. Erst im 3. Ansatz gelingt das Ausziehen und sofort ins Bett. Alles Gute hat mal wieder ein Ende.

Freitag 20. März
	Die zwei vergangenen Tage haben mich fertig gemacht. Bin psychisch am Rande angelangt. Den ganzen Tag Hilfe und Fürsorge, dafür am Abend Schläge und wüste Beschimpfungen. Gestern die Hosen voll, mit Ach und Krach in die Dusche. Alles waschen! Heute das Bett genässt. Wieder Widerstand. Wieder Wäsche. Ich würde es ohne Murren machen, aber eben, die Belastung ist hart. Tagsüber geht es jeweils gut, am Abend ist die Hölle los. Heute Abend brannten die Sicherungen durch, ich hab sie angeschrien. Das Resultat: gut. Doch in mir ist alles kaputt!

Samstag 21. März
	Papierwechsel – Stimmungswechsel. Starker Föhn. Eigentlich sollte es nach Erfahrung eine Krisenstimmung geben, aber das Gegenteil. Mami um halb 6.00h aufgestanden, Toilette, anziehen. Vor dem Mittag 1 Std. spazieren über die Höhe. Ich am Morgen Bettwäsche machen, aufhängen um 9.00h. Um 14.00h war sie trocken. Mami war lieb. Um 15.30h Frau Brunner zum Tee. Mami in Feststimmung, es plauderte drauf los und genoss die Gesellschaft.
Um halb 6.00h kam Margritli und trieb mit Mami Schabernack. Was da alles heraus kam. Grimassen, Sprüche und lachen. Eine gute halbe Stunde ging das so. Zur Fürsorge stellte ich noch etwas zum Nachtessen auf. Aufschnitt, Schwarzbrot, Kaffee. Mami griff wacker zu. Kein Wort ist gefallen von ihm. Ich fütterte nach und es nahm. Einmalig auf seine Art. Nun wurde es Zeit zum ins Bett zu gehen. Kein Wort von Widerspruch. Die Treppe nahm es langsam Schritt um Schritt. WC – Zähne putzen ohne ein Wort oder Abwehr. Dann ins Bett, ausziehen, Nachthemd anziehen, abliegen, Teddy in die Arme nehmen und Augen schliessen. So einfach ist das. Wenn ich diese beiden Tage miteinander vergleiche, ist alles voller Rätsel. Ich muss mich schämen für das, was ich gestern geschrieben habe. Einmal tief im Abgrund, dann wieder das volle Glück. Ein Mami so schön und lieb wie es das Märchen schreibt. Aber über allem steht die grosse Ungewissheit. Mögen noch viele solche Tage kommen.

Montag 23. März
	Starker Föhn, Barometer auf Tiefstand und ein Mami wie ein Honigmacher. 1¾ Std. Spaziergang und einfach ein Schatz.

Montag 30. März
	Einige Tage seit meinem letzten Eintrag. Im Ganzen eine ruhige Zeit, besonders tagsüber. Aber am Abend meistens Widerstand. Auffallend ist, dass es immer neue Vorwände erfindet, um das zu Bett gehen zu verhindern. Unten einschlafen, unwohl sein vorspielen, oder eben, es weigert sich auszuziehen. So auch heute Abend. Von einem lieben Mami zu einer Giftnudel die dreinschlägt. Die letzten Tage musste ich sie meist mit den Kleidern ins Bett tun. Was wieder gut geht sind die Wanderungen, wo es richtig Freude hat.

Dienstag 31. März

Unruhige Nacht, um 04.30h zum 3. Mal erwacht und nicht mehr ins Bett bis ca. 09.00h. Dann Schlafen bis am Mittag, dann das Morgenessen als Mittag. Anschliessend wieder ins Bett bis halb 4.00h. Wir machen ein Kaffeehalt, laden Margritli ein und Schwester Kathrin erscheint. Was jetzt geschieht ist erstaunlich. Mami tritt als Star auf. Erzählt, macht Grimassen und lacht mit.

Schon in der Nacht führte es Selbstgespräche, beim Aufstehen irgendwie abwesend. Für die Treppe auf und ab brauchte es ca. 10 Min. Irgendeine Angst blockierte es. Eine neue Ausdrucksform kam zu Tage: Hilflosigkeit. Am Abend kam noch Marcel, wo es wieder gesprächig war. Aber schlagartig war es stumm. Treppensteigen ein Geduldsspiel. Dann ins Bett und weg war es. Immer zeigen sich wieder neue Ausdrucksformen. Aber lieb ist es geblieben. Das bindet mich immer stärker an Mami.

Mittwoch 1. April

Die vergangene Nacht war wieder ruhiger. Am Vormittag meist geschlafen. Will ich es anziehen, so legt sie sich wieder ins Kissen und schläft ein. Sonst ein liebes Mami. Besuch von K. Besuch hat sie einfach gern, aber sie will mit einbezogen sein.

Sonntag 5. April

Föhnzusammenbruch, Regenwetter. Am Samstag abend schlägt Mamis Zustand um. Sie weigert sich zum Tisch zu kommen und anschliessend auch das zu Bett gehen. Statt vom Divan aufzustehen lässt sie sich fallen und bleibt am Boden sitzen. Frau Brunner bringt Hilfe. Mit ihr zusammen bringen wir sie ins Bett, wo sie sofort einschläft. Erwachen um 05.30h, dann wieder ins Bett. Anziehen war später nicht möglich. Das gemeinsame Mittagessen mit Vreni und Urs musste abgesagt werden. Daheim war sie dann ganz geniessbar.

Samstag 11. April

Die Zeit seit dem 5. 4. ist durch eine gewisse Stabilität gekennzeichnet. Die neuralgischen Punkte sind am Morgen und am Abend. Anziehen und Ausziehen, da blockiert es öfters, teilweise aggressiv. So auch heute Abend. Die Treppe nahm sie sehr gut, aber dann war es fertig. Positiv sind die Ausflüge. Es ist halb 9.00h, endlich ist es gegangen, beim 4. Anlauf. Kein Wort, kein Widerstand, aber so schnell wie möglich ins Bett. So geht das – Geduld.

Montag 13. April

Am Fahrplan hat sich nicht viel geändert. Tagsüber lieb und gut, am Abend blockiert es. Das zerrt an den Nerven. Heute habe ich noch Gartenarbeit gemacht. Dann bin ich meist fertig. Dann dieser Widerstand. Es wurde wieder halb 9.00h. Meine Nerven brennen.

Donnerstag 16. April

„Im Westen nichts Neues", so würde es heissen. Ist es das Wetter, oder kommt langsam ein moralischer Zusammenbruch bei mir ? Trotz Schlafen bin ich immer müde, ohne Energie, und doch muss alles weiter gehen. Ich sehe, dass ich allein da bin für Mami. Nach Alzheimer-Informationen hat ein Alleinbetreuer ein 35-Std.-Tag.

Dienstag 21. April

Die Ostertage sind vorbei. Am Montag waren Walter und Jytte, Hans und Erika und Vreneli da. Also wieder einmal alle beisammen. Mami hat die Feiertage gut überstanden, es liess sich verwöhnen, besonders von Walter und Jytte. Doch eine Ausfahrt zu sieben blockierte sie. Dafür war sie mit mir allein zuhause und lieb. Vermutlich hatte es doch genug von dem Rummel. Ich war ebenfalls sehr froh, daheim bleiben zu können, konnte ich mir doch eine Stunde Schlaf gönnen, war ich doch auf dem Tiefpunkt. So verlagert sich die Situation von Mami zu mir.

Was mich ganz besonders bemühte war die Tatsache, dass die Jungen unsere Situation und Zukunft mit keinem Wort berührten. Die Alzheimer Vereinigung nimmt ja für ein Alleinbetreuer ein 36-Stunden-Tag. So wird es für mich so langsam kritisch. Wie lange halte ich es wohl noch aus?

Samstag 25. April - 02.00h morgens

Walter und Jytte sind gestern wieder verreist. Das Nichterwartete geschah. Mami weinte kurz als es von Walter Abschied nahm. Also hat es doch alles realisiert. Denn Walter war wirklich zärtlich mit ihr, ebenso Jytte. Auch mir ging es tief, war es ja eventuell ein Abschied für immer. Wenn ich zu dieser Stunde am Schreibtisch sitze, liegt der Grund an einer Herzkrise. Es dünkte mich, das Herz werde mir heraus gerissen. Nun, es ist wieder vorbei, aber die Tatsache, dass ich allein mit Mami fertig werden muss, wiegt schwer. Es ist nicht wegen mir, wenn's Kurzschluss macht, sondern wegen Mami. Was geschieht?

Samstag 25. April - 21.00h abends

Ein typischer Alzheimer-Tag. Am Morgen Haare waschen, duschen. Den ganzen Tag ein liebes Mami. Spaziergang nach Wilderswil. Nachtessen, alles in Ordnung. Nun ins Bett, 4 Tritte, dann blockiert es. Alle Liebe nützt nichts. Margritli kommt zu Hilfe, ohne Erfolg. Nach fast 2 Stunden bringen wir sie mit Kraft hinauf und ins Bett. Das ist eine direkte Starre, keine Bewegung, kein Wort, ein Gesicht wie eine Maske. Im Bett klagt sie nun wegen Schmerzen im Arm, begreiflich. Zum Glück regte ich mich nicht auf, aber es zehrt auf alle Fälle an mir.

Sonntag, 26. April - 11.00h morgens

Zum Glück hatten wir beide einen langen ruhigen Schlaf bis halb 9.00h. Ich bin dann aufgestanden, Mami lag friedlich im Bett bis ca.10.00h.

Aber mit dem Anziehen kam auch wieder die Zwängerei. Sie verweigerte alles, so dass ich eine Pause einschaltete. Mit Mühe konnte ich sie fertig anziehen und zum Tisch bringen. Doch es wurde nicht besser. Als sie mir eine Tasse Kaffee anschmeissen wollte, brach ich die Übung ab. Ein Wechsel in den Garten mit herrlich blühenden Tulpen brachte keine Besserung. Schade für den herrlichen Sonntag. Um 15.00h war sie dann doch noch für einen Ausflug nach Interlaken bereit und es verlief ganz gut. Am Abend kam der Höhepunkt, ganze 2 Stunden war sie auf der Treppe blockiert, keine Bewegung, kein Wort. Mit Hilfe von Margritli konnten wir sie ins Bett tun.

Sonntag 3. Mai

Eigentlich bin ich zufrieden mit Mami, es ist lieb und die Spaziergänge gehen gut. Was auffällt, es kann Wasser und Stuhl weniger kontrollieren. Anderseits hat es vermehrt das Bedürfnis zu Sex-Kontakt. Jedenfalls ist zu vermerken, dass Unruhe nachts ihren Ursprung dort hat.

Samstag 9. Mai

Eigentlich habe ich keine grossen Änderungen zu berichten. An der wetterfront ist ein Gedränge, was sich auch auf Mami und mich auswirkt. Grundsätzlich ist es lieb, aber bedingte Störungen treten auf. So am Donnerstag. Wanderung Flugplatz-Friedhof, sehr gute Zeit. Daheim angelangt, weigerte sie sich ins Haus zu gehen, also weiter laufen, nach einer ¼ Std. probierte ich es, vergebens, erst im 3. Anlauf kam sie willig hinein. Auch mit Ausziehen blockierte sie plötzlich, aber Geduld führte immer zum Erfolg. Heute Abend war sie im Garten wieder gefallen, zum Glück auf dem Laubenteppich, so dass nichts passiert. Nur ein paar Sekunden loslassen und schon ist es passiert!

Sonntag 17. Mai

Lange habe ich keine Eintragungen mehr gemacht, weil einfach nichts Ausserordentliches passiert ist. Die Tage verlaufen in einem gewissen Schema. Tagsüber gut bis sehr gut. Die kritischen Punkte sind morgens und abends. Beim Anziehen kommt es viel vor, dass sie auf halbem Weg einfach wieder abliegt und wieder schläft. Vielleicht ½ oder 1 Std. Essen einmal gut, einmal muss ich eingeben. Schwierig ist der Abend. Die ganze Zeremonie kann bis zu 2 Std. dauern. Schwierig ist die Treppe. Aber auch Ausziehen und Toilette bringt viele Schwierigkeiten. Aber mein Grundsatz lautet: Geduld!

Montag 18. Mai

Tagsüber lieb, lange schlafen und faulenzen, dafür am Abend erst um 21.15h ins Bett.

Dienstag 19. Mai

Das Risiko fährt mit, das ist meine alte Parole. Der Besuch bei Schneiders, Wengliswil, stand ganz unter diesem Motto. Ich musste mich voll Mami widmen. Es setzte seinen Kopf 100% durch. Für mich eigentlich selbstverständlich, da sie mir gegenüber lieb war. Für mich keine Enttäuschung, vielmehr das, dass Marcel der Star war. Was ein vermehrter Hinweis ist, dass einfach nichts unternommen werden darf, das nicht abgedeckt ist. Lieber zu Hause bleiben oder eine kleine Wanderung machen. Was mich bedrückt ist, dass ich ganz allein für Mami verantwortlich bin. Kinder gibt es scheinbar keine!

Auffahrt 28. Mai

Wetterumschlag – Gemütsumschlag. Nach einer guten Nacht duschen. Langsam sagt sie und es ging wirklich langsam, aber es ging. Dann wieder fast 2 Std. schlafen. Dann eine eigenartige Stimmung. Ständig kritisiert sie an mir, auch an der Umwelt. Führt Gespräche auf Französisch und hochdeutsch. 1 ½ Std. Spaziergang ging gut. Essen mit Pause. Dafür war das zu Bett gehen fast eine Freude.
Pfingstmontagabend 8. Mai - 22.00h

Pfingsten ist vorbei. Kein Besuch von der Familie. Dafür mit Mami bei Berti. Es war richtig erholsam, wie Mami plauderte. Fast konnte man die Schwere der Krankheit vergessen. Am Abend Rugenrundweg. Dann kam noch Kübli Frieda zu uns und unterhielt sich gut mit Mami. Aber die Krise kam wieder beim zu Bett gehen. In den letzten Tagen schlief Mami fast bis am Mittag, dafür am Abend Verzögerung bis 1 ½ Std. Es zerrt an den Nerven. Meine Situation ist bedenklich. Ich habe eine psychische Krise. Wir sind total auf fremde Leute angewiesen. Freud und Leid mit Mami liegen nahe beieinander. Ich sehe schwarz.

Donnerstag, 11. Juni - 21.30h

Heute ist ein Alzheimer-Tag. Um halb 7.00h Tagwache, ich ziehe Mami an und lege mich noch 1 Std. ins Bett, bin müde und unfähig richtig wach zu sein. Beim Essen habe ich Mühe mit ihr. Schlafen will sie nicht, dafür 2 Std. kniend vor der Treppe. Ich kann sie nicht aus dem Krampf erlösen. Dann helfe ich ihr auf ihr Geheiss aufzustehen. Und wieder habe ich ein liebes Mami. Der verlängerte Rugen-Rundweg geht gut, aber eine Abzweigung lehnt sie ab. Nachtessen Wurst-Brot und ein Glas Wein wird akzeptiert. Aber die Treppe für ins Bett wird verweigert. So lege ich sie auf den Divan wo sie sofort einschläft, leider nicht lange. Ein zweiter Versuch geht fehl. Wieder ist sie blockiert. Um 9.00h finde ich es als fällig, Frau Brunner zu telefonieren, die sofort kommt. Nun löst sich der Knoten und zusammen geht es ins Bett und sofort schläft sie ein. Frau Brunner ist beeindruckt, Mami mit dem Teddy!

20. Juni

Nun ist es doch Zeit, wieder einmal etwas zu Papier zu bringen. Diesmal kann ich nur Erfreuliches berichten.
Seit längerer Zeit ist Mamis Zustand stabil. Ein Nachteil, es wird immer gegen 21.00h, bis es im Bett ist. Die Treppe wird zu einem Hindernis, es ist wie blockiert, denn Treppensteigen kann es wie eine Junge. Ich habe es heute im Park vom Hotel Regina erfahren, wo es die ca. 70 Stufen auf und ab perfekt zurücklegte.

Viele Nächte hat es nun durchgeschlafen, teilweise bis um 11.00h. Natürlich am Morgen auf die Toilette. Tagsüber ist es ein lieber Schatz, wir sind wie 2 Verliebte. Das bindet mich immer fester an Mami. Meistens sind wir pro Tag zweimal unterwegs, was ihm ganz besonders gefällt. Es klagt eigentlich nie über Müdigkeit.

Montag 22. Juni

Ausflug mit Marlis und Albert Auf der Mauer nach Stechelberg – Luftseilbahn Mürren – zu Fuss nach Rest. Winteregg – Bahn Lauterbrunnen. Dank dessen Mithilfe wagte ich mit Mami den Ausflug. Resultat: Ein eindeutiges Erlebnis. Ein- und Aussteigen ohne jegliche Schwierigkeit, laufen gut wie gewohnt. Essen etwas viel mit den Händen und viel Geduld. Auch der Aufenthalt in Lauterbrunnen verlief ohne Zwischenfall. Schlussfolgerung: Mit gutem Beistand könnten sicher noch mehr solche Ausflüge gemacht werden, eventuell auch Bahnfahrten.

Dienstag 23. Juni

Gestern so, heute das pure Gegenteil. Fast den ganzen Tag schlafen. In kurzen Zwischenzeiten war es apathisch, widerspenstig. Verweigerte das Essen oder ich musste es ihm eingeben. Um 9.00h war es dann reif fürs Bett. Hatte das trübe regnerische Wetter einen Einfluss?

Montag 6. Juli

Überaus lange habe ich mit Eintragungen gewartet. Der Grund ist wohl auch in meiner psychischen Verfassung zu suchen. Die Einstellung der Kinder zu uns Eltern lässt zu wünschen übrig. Und als ich nun die Frage Ferien für mich aufwarf, hat es dem Fass den Boden heraus geschlagen. Resultat: Ich verzichte auf eine freie Woche und pflege Mami bis es einfach nicht mehr geht. Wann und wie das ist, wird die Zeit zeigen.

Bei Mami haben sich zwei Schwerpunkte gebildet. Einmal das zu Bett gehen. Die Treppe wird zum neuralgischen Punkt. Selten ein Abend, wo es anstandslos hochsteigt. Drei bis vier Tritte u. dann blockiert es. Kein Schritt mehr aufwärts, lieber rückwärts. So verzögert sich das zu Bett gehen bis 9.00h ja sogar bis 9.30h. Dann ist aber ganz selten noch eine Toilette drin. Meistens halb ausgezogen ins Bett. Gestern musste ich Frau Brunner bitten. Zu zweit brachten wir sie dann hinauf. Frau Brunner vorab, ich habe Fuss um Fuss und Tritt für Tritt hinauf gesetzt. Unter diesen Umständen erwäge ich den Einbau eines Treppenlifts.

Der zweite Fall ist der Schlafmodus. Die Nächte sind im Allgemeinen gut bis sehr gut. Dazwischen wieder eine ganz unruhige, mit 2 – 3 Stunden aussetzen. Ganz verschieden ist der Morgen. Ein Gang zur Toilette so um 5.00h – 6.00h ist meist drin. Dann kommt der grosse Unterschied. Einmal so um halb 7.00h aufstehen, dann wieder bis am Mittag schlafen oder faulenzen. Das Selber essen hat auch nachgelassen, meist muss ich nachhelfen.

Tagsüber ist es ein liebes Mami. Wenn wir nicht unterwegs sind, vertreibt sie die Zeit mit sinnlosem hantieren. Papier zerreissen und wuscheln, mit Bürste und Kehrichtschaufel hantieren, oder was viel Mode ist, stundenlang an der Treppe stehen und die Tritte streicheln. Das Laufen hat auch etwas nachgelassen. Aber sie geht gerne. Ich glaube, ihr Körper verlangt es direkt. Bei Besuch ist ihr Verhalten meist sehr angenehm, teilweise sogar lustig. Zusammengefasst: Ich bin bei diesem Verhalten zufrieden und glücklich, dass wir noch beisammen sein können.

Sonntag 12. Juli

Zwei schöne Tage sind hinter uns. Am Samstag 11. Besuch von Jochen und Dorli Schädler. Heute Hans und Dorli Michel. Wunderbar wie das auf Mami einwirkt. Der Einfluss lieber Menschen ist rührend. Es lässt sich führen u. verwöhnen. Sicher lebt da die Vergangenheit wieder auf. So hat es heute den ganzen Nachmittag geplaudert, am Abend sogar gesungen. Auch liess es sich von Dorli die Treppe hinauf führen ohne die kleinste Schwierigkeit. Auch das Essen war heute besonders gut. Solche Tage sind in unserem Leben eine grosse moralische Bereicherung.
Nicht ganz besonders gut waren die vorherigen Tage. Einmal Bettnässen, einmal ins Nachthemd stuhlen. Auch kleinere Wutausbrüche.

Dienstag 14. Juli

Mami ganzer Tag ein Schatz. Zusammen im Garten u. auf dem Friedhof. Doch am Abend gab es wieder ein Kampf. 2 ½ Stunden weigerte sie sich auf der Treppe weiter zu gehen. Mit Hilfe von Frau Brunner brachten wir sie ins Bett. Was nutzt da eine Hilfe am Tag?

Donnerstag 16. Juli

Alzheimer-Kranke schaffen nicht nur Arbeit, dauernden Einsatz und eventuell Ärger, sondern sie geben uns auch eine Menge an Freude und glücklichen Stunden. Das ist eine Theorie, die ich schon mehrmals vertreten habe. Gerade die glücklichen Stunden geben mir die Kraft und Willen, Mami ohne Diskussion und ohne Wenn und Aber weiter zu betreuen und das hier in unserem Haus. Diese Zeilen schreibe ich, nachdem ich mit Mami zusammen und Marcel und Frieda in Lauwil/ BL war. Die Wanderung durch die mit Kirschbäumen bewachsene Landschaft war ein Traum und sie spendete mir ein Glücksgefühl sondergleichen. Wie in früheren Jahren fütterte ich ihm Kirschen von den Bäumen bis es sagte: „So jetz hani aber gnue." Die Hin- und Rückfahrt hat es prima überstanden. Das Mittagessen im „Rank" genoss es wie immer, Schnitzel mit Pommes-Frites speziell gut zubereitet. Meine Theorie, man muss diese Kranken ihr Leben leben lassen, ist durch Erfahrung erhärtet. Drum schreibe ich es hier für die Nachwelt: Lasst mich mit Mami hier im Haus. Doch etwas mehr Teilnahme und Besuch könnte für beide von grossem Nutzen sein.

Samstag 18. Juli

Heute hat es Mami gern ruhig, bis 12.00h im Bett. Schlafen und faulenzen, den Teddy in den Armen. Mittagessen soweit gut, etwas nachhelfen. Um 5h Spaziergang Höhe u. zurück, wieder lieb. Nachtessen, Kirschen, die munden ihm. Doch auf der Treppe fürs Bett ist es wieder vorbei. Auf der Treppe blockiert es wieder. Nun probiere ich mit Selbsthilfe. 7 Stufen, Fuss um Fuss, dies ganze Gewicht, das macht 14 x 55Kg. hoch heben. Oben angelangt sitzt sie mir ab. Nun schleppe ich sie zum Bett und hebe sie hinauf. Die ganze Prozedur lässt sie eigentlich gut über sich ergehen. Im Bett habe ich das Gefühl, es ist ihr gar nicht recht und schläft bald ein. Sie können sich ja nicht kontrollieren. Um 9.00h erwacht sie, vermutlich aus einem Traum. Ich beuge mich über sie, streichle sie und sage: „Lue de Papi isch da." „Kensch mii" war die Antwort. Es war ein merkwürdiger Moment. Gebannt starrte sie mich an. Dann konnten wir noch aufs WC und Toilette machen und anschliessend schlief sie wieder ein, glücklich den Teddy in den Armen.

Mittwoch, 22. Juli

Mamis Verhalten ist stabil. Eigentlich leben wir glücklich. Mein Wunsch war immer, die Liegenschaft in der Familie zu erhalten. Diese Pläne muss ich begraben, denn ohne Beistand meiner Kinder werde ich sie in Geld umwandeln müssen. Es war auf der Welt schon immer so und wird es bleiben. Das sind meine Gedanken an einem sommerlichen Regentag.

Donnerstag 23. Juli

Besuch von Fini und Fritz Müller. Mami am Morgen bedrückt, passiv. Das Morgenessen nimmt es schleppend ein. Um halb 11h treffen die Gäste ein. Mami auf dem Divan. Ich mache es mit Fini bekannt. Jetzt schlägt die Stimmung um. Ein Lachen lockert die Starre auf und bald ist der Bann gebrochen. Ein liebes lustiges Mami beherrscht die Szene und hält den ganzen Tag an. Müllers sind erstaunt über den Fortschritt seit ihrem letzten Besuch am 8. April. Zum Essen „ Wo isch dr Papi !" Fini war erstaunt. Dazu möchte ich hier vermerken, dass eine starke Zunahme zur Bindung zu mir feststellbar ist. Beim Essen Coc-au-Vin, zeigte sich Mami von der besten Seite. Ich habe ihm nur das Fleisch zerkleinert, sonst hat es selber gegessen. Beim Kaffee bot es sogar eine kleine Gesangsprobe. Um 3.00h begleiteten wir die beiden auf den Ost-Bahnhof. Wacker hielt Mami mit. Am Abschied beteiligte es sich mit fröhlichem Lachen. Die Wanderung den Kanal entlang bis zur Mühle war für uns beide ein Erlebnis. So kann ich hier feststellen, dass Besuch von alten Bekannten für Mami Erlebnisse ersten Ranges sind. Sicher lebt es in Erinnerungen. Darum habe ich Mühe zu verstehen, dass Hans, Vreni und Erika nicht mehr zu sehen sind. Mami bietet doch so viele schöne Stunden.

Freitag 31. Juli 92

Heute kann ich eigentlich nur gutes melden. Mami ist überaus lieb und anhänglich. Es scheint, dass es sich immer mehr an den Papi hängt. Auch sonst hat es viele konkrete Sätze im gewohnten Wort-Wirrwarr. Das lange schlafen am Vormittag hat sich eingependelt. Zusammen mit dem Teddy ist es so richtig lieb und in mir kommt der Gedanke „Mami und ich gehören einfach zusammen" immer stärker hervor. Diese Momente, am Abend im Bett und am Morgen das Erwachen sind rührend. Leider ist bei mir die Depression immer noch stark. Von den Kindern unverstanden, das ist schwer. Das Telefon von Vreneli war ein harter Schlag.

Dienstag 4. Aug.
Nach dem gestrigen Gewitter folgte Regenwetter und merkliche Abkühlung was für uns beide eine wahre Erholung war. Beide viel schlafen. Ein gewohnter Spaziergang zur Höhe und zurück verlief sehr schön. Doch der Abend war wie so oft. Mami weigerte sich bis 21.15h die Treppe hoch zu gehen. 4 x setzte ich an als sie bereitwillig Tritt um Tritt hoch kam. Einfach Geduld üben, sie machen lassen z.B. Früchte knabbert und dann auf einmal geht's. Das sollten die Theoretiker mal eine Woche allein miterleben! Es kommt langsam die Zeit der Zurückgezogenheit.

Hans und Erika haben wieder 3 Wochen am Meer verbracht, aber etwa 1 Tag für uns einplanen, ja für was! Die Hauptsache sie haben ihr Vergnügen. Und für das nächste Wochenende sind sie ja auch schon wieder verpflichtet. Bei Vreni ist Funkstille. So ziehe ich mich zurück, mag nichts mehr hören. Das Telefon benütze ich kaum mehr, was soll ich da sagen. Und hinein kommt auch kaum etwas. So werde ich was alle Betreuer werden: ein einsamer Träumer, ganz für den Patienten eingestellt. Die Welt ist ja doch elend, voller Krieg und Elend. Ein Leben für Mami.

Freitag 7. Aug.
Ein heisser, schwüler Tag. Wir waren viel im kühlen Haus, und gegen Abend ein Dorfrundgang. Mami hat sich gut gehalten, eben bis am Abend. Wieder die verdammte Treppe. So um ¼ vor 9.00h setzte ich nochmals an, mit dem Teddy. Fast glaubte ich an ein Wunder, aber dann über die Hälfte blockiert es wieder. Ich probierte mit Kraft ein Fuss nach dem anderen zu heben. Sie sperrte mit aller Kraft dagegen und schrie als würde ich sie foltern und quälen. Zum Bett musste ich sie schleppen wo sie liegen blieb. Später machte ich den Versuch, sie aufs Bett zu legen. Zum Teil gelang es und ich musste aufgeben. Es folgte eine unruhige Zeit. Erst nach Mitternacht fand sie den Schlaf.

Samstag 8. Aug.
Mami gut geschlafen. Am Morgen war sie bereit zu duschen, wie gewohnt wieder ins Bett, das sie den ganzen Tag nicht verlassen hat. Ist es die Hitze 35° die es einfach fertig macht. Morgenessen am Mittag im Bett. Um 17.00h war sie bereit aufzustehen, um 18.00h Nachtessen Suppe – Rindfleisch und Käsetomaten. Sie griff wacker zu. Um 19.00h wollte ich mit ihr ein kleiner Rundgang machen, aber bei Balbis am Hobachergässli bat sie umzukehren und anschliessend wieder ins Bett.

Sonntag 9. Aug.

    Die Hitze hält an, eher über 35°. Wieder bleibt Mami im Bett. Um 10.00h bringe ich das Essen, Kaffee complet ans Bett und füttere es. Es war für mich ein glückliches Gefühl, Mami im Bett betreuen zu dürfen. Noch aufs WC und dann wieder ins Bett. Abwechslungsweise schlafen, dann wieder mit dem Teddy plaudern u. „Fäden spinnen", für mich erholsame Stunden, aber der Brief von Vreneli nagt an meinen Nerven. Muss es mich wirklich gerade in dieser Zeit mit solchem Zeug belasten.
Um 17.00h steht es auf und um 18.00h wäre Nachtessen gewesen, was es prompt verweigerte. Ich liess es einfach machen. Um 19.00h kam es lachend und wir konnten noch 1 Std. übers Feld. Anschliessend das verschmähte Nachtessen: Risotto, Brätchügeli an Sauce, Tomaten mit Käse. Um 21.00h konnten wir ins Bett, es war wieder das liebe Mami.

Montag 10. Aug.

    Die Hitze kapituliert und macht kühlem Regenwetter Platz. Mami bleibt wieder im Bett bis 18.00h. Sein Verhalten ist angenehm. Nachtessen um halb 9.00h nach dem Spaziergang. Das sagt ihm zu, die kühle Abendluft. Es ist direkt aufgestellt. Nach 8.00h kommen wir wieder heim. Nachtessen wie einst und ins Bett. Es war regelrecht glücklich.

Mittwoch 12. Aug.

    Das Wetter ist angenehm warm, aber Mamis Schlafbedürfnis ist geblieben. Heute konnte ich es zum Mittag aufnehmen, dann auf den Friedhof und per Bus heim. Dann war ich um das neue Sofa froh, dass ich es dort Schlafen legen konnte.

Donnerstag 13. Aug.

    Mami die ganze Nacht durchgeschlafen. Am Morgen Toilette, Morgenessen ins Bett. Dann im Bett bis 5.00h. Anschliessend Spaziergang 1 ¼ Std. Feld-Dorf. Um halb 8.00h Nachtessen, Mami hat Hunger und isst gut. Kaum im Bett schloss es die Augen.

Freitag 14. Aug.

    Mami hat wieder gut geschlafen, einmal aufs WC, dann um 11.00h aufgestanden, Haar waschen, duschen, wieder ins Bett bis 3.00h. Mittagessen und um 4.00h Flugplatz Rundgang. Es ist ein liebes Mameli. Um halb 7.00h Nachtessen und nach 8.00h ins Bett. Es scheint müde zu sein. Ich brauche Mami als psychische Stütze, denn der Fall Vreneli lässt mir keine Ruhe. Immer wieder die Fragen: Warum schlagartig dieser Angriff auf mich? Die Vorwürfe scheinen das Produkt langer Grübeleien zu sein. Bin ich der alleinige Grund dieser Krise?

Samstag 15. Aug.

Mamis 81. Geburtstag ! Im Bett bis 3.00h. Um 4.00h mit Frau Brunner Tee im Träumli[2], anschliessend zusammen Rugen bis Waldschule. Um 7.00h Nachtessen mit Berti: Pouletschenkel, Reis, Tomaten, Salat. Mami isst gut, aber ins Bett verweigert sie sich. Darum Schlafen auf dem neuen Auszugssofa, das akzeptiert sie sofort. Ein schöner Geburtstag.

Sonntag 16. Aug.

Mamis Zustand ist zufriedenstellend. Schlafen bis 10.00h, Spaziergang Höhe – Ostbahnhof. Hat sich gut gehalten. Mein Zustand ist seit gestern wieder gesunken.

Montag 17. Aug.

Mami hat bis halb 6.00h durchgeschlafen. Dann aufs WC. Aber statt wieder ins Bett, zeigt sich wieder seine ganze Verwirrtheit. Eine halbe Stunde lasse ich sie gewähren. Ruhelos geht's durch Schlaf- und Badezimmer, tastet alles ab, starrt irgend etwas an, auch mich. Dann um 6.00h sage ich zu ihr: So Mami, wir wollen wieder ins Bett. Ihre Antwort: „Jo, ii bi jetzt furt gsii." Nun versuche ich, ihr verständlich zu machen, dass wir wieder daheim seien, dass es müde sei, dass der Tag lange gewährt habe. So konnte ich sie ins Bett legen, wo sie mich mit fast gläsernen Augen anstarrt. Ich legte mich zu ihr, streichelte sie und sagte immer wieder: „Lue, Mami, mir si wider deheim bim Däddy." So beruhigte sie sich. Aber um halb 8.00h ist sie wieder aufgestanden. Nach dem Anziehen ging es wieder weiter mit der Verwirrtheit. Doch dann verlief der Tag in einer Harmonie, Vormittag bei Brunners, die jungen Hunde schauen, was es irgend wie genoss, dann 1 ½ Std. Rundgang. Mittagessen, schlafen und am Abend 1 ½ Std. Rugen-Rundgang. Das Nachtessen harzte zuerst, ebenso das zu Bett gehen. Doch dann ging beides gut.

Dienstag 18. Aug.

Eigentlich ein normaler Tag. Schlafen bis 12.00h, Mittagessen um 13.30h. 15.30h Frau Brunner zum Tee im Träumli, schönes Gedeck. 2 Std. im Rugen. Ins Bett um 20.30h. Trotz der Hitze ein angenehmer Tag.

Mittwoch 19. Aug.

Mami bis Mittag im Bett. Um halb 5.00h bei Brunners junge Hunde fotografieren. Mami hatte richtig Freude. Anschliessend 2 Std. wandern Rugen - Feld. Nach dem Essen geht es ganz allein die Treppe hinauf, als wäre nie etwas anderes passiert. WC und Toilette lehnte sie ab, dafür ging sie anstandslos ins Bett, den Teddy in die Arme und weg war sie. Ihr Gesicht strahlte eine Freude und Zufriedenheit aus wie selten. Ich will sagen der heutige Tag war ein glücklicher Tag.

---

[2] Träumli: Gartenhäuschen mit überdecktem Sitzplatz und Stube

Samstag 22. Aug.

Mamis Verhalten scheint sich einzupendeln. Bis Mittag Schlafen, tagsüber lieb und verträglich, am Abend meist Widerstand. So heute, wo ich es mit Kraft die Treppen hochtragen musste. Mit aller Kraft gegen mich. Aber als es im Bett war, war es wieder lieb und es war ihm sicher nicht recht.

Mein psychischer Zustand wird eher schlechter als besser.

Montag 24. Aug.

Diese verdammte Treppe. Gestern Abend habe ich die Mühe um 21.00h abgebrochen und Mami im Wohnzimmer zum Schlafen gelegt. Durchgeschlafen bis 05.30h, dann aufs WC und anschliessend ins Bett im Schlafzimmer, wo sie bis 11.00h meistens schlafend blieb. Essen gut, auch am Nachmittag Tee mit Berti, anschliessend 2 Std. spazieren. Nachtessen gut, aber auf der Treppe blockierte es wieder. Noch 4 Tritte und es wäre geschafft gewesen. Aber nein, einfach wie festgemacht. Ich habe so das Gefühl, als wollte sie, doch eine andere Kraft ist stärker und blockiert. Nun habe ich sie wieder mit Kraft Tritt um Tritt hochgehoben und zum Bett geschleift. Das tönt eventuell barbarisch, aber irgendwo muss man diese Methode anwenden, es passiert ja nichts. Immer noch besser so als im Heim mit Drogen behandeln.

Dienstag 25. Aug.

Letzte Nacht ist Mami aus dem Bett gefallen. Grund könnte sein, weil es auf der rechten Seite lag und den Teddy auch auf dieser Seite hatte. Sonst liegt sie immer links. Zum Glück war das Ereignis ohne Folgen. Wieder zwei Std. im Rugen.

Donnerstag 27. Aug.

Heute kann ich nur schönes berichten. Mamis Verhalten war einfach schön. Schlafen bis halb 11.00h, vor 12.00h Mittagessen: Omelette mit Käse und Speck. Am Nachmittag bei Frau Brunner nochmals die jungen Hündli schauen im Käfig, einfach ein Ereignis. Der Betrieb wie in einem Wespennest. Dann zum Tee. Mami war zwar still, aber es genoss es wohl. Dann 2 Std. Rugen. Das braucht es einfach, da ist es glücklich. Nach dem Nachtessen Fernsehen. 100 Jahre Brienzer Rothornbahn. Mich packte ein Gefühl von Heimweh, die Berge unsere Heimat. Zusammen auf dem Sofa. Mami im Arm. Es hatte wohl viel die Augen geschlossen, aber die Musik und teilweise die Bilder hatte es sicher mitbekommen. Das sind Momente die mir zeigen, dass das Leben zu zweit auch in dieser Situation Glück, Zufriedenheit und Geborgenheit bringt. Dann ins Bett ohne den geringsten Widerstand. Und dann der Schlusspunkt: Den Teddy im Arm, ein Gesicht das Glück und Freude ausstrahlt, dann die Augen zu und der Tag ist für Mami zu Ende.

Montag 31. Aug.

Ein massiver Wetterumsturz hat dem Sommer ein Ende gemacht. Das spürte auch Mami. So hat sie wieder einmal ins Bett gemacht und am Abend Seife gegessen. Ob es Folgen im Bauch hat wird sich zeigen. Auch war es gereizt und wurde tätlich. Dazwischen ist sie wieder ein liebes Mami. So auch beim Morgenessen im Bett, für mich schöne Minuten.

Mittwoch 2. Sept.

Gestern Abend hat Mami im unteren WC beim Brünneli ein Stück Seife gegessen. Ich habe Frau Brunner telefoniert, sie sieht keine akute Gefahr. Mir machte es Angst, wie der Seifenschaum zum Mund heraus floss!! Die Nacht durchgeschlafen, am Morgen aufs WC, dann wieder ins Bett bis 2.00h, dazwischen klagte sie wegen Bauchschmerzen. Ich half mit Kamillentee. Eine Zeit lang gefiel sie mir nicht. Doch nach dem Mittagessen um 2.00h ging es besser und wir konnten 2 Std. laufen ohne Umstände. Ich war müde, Mami scheinbar weniger. Um 8.00h ins Bett wie gewünscht.

Donnerstag 3. Sept.

Das Wetter spielt verrückt, kein Wunder, dass es sich auf Mami und auch auf mich auswirkt. Mami ist schon lange nicht mehr so inkonstant gewesen, richtig unberechenbar. Das Morgenessen habe ich ihm ins Bett gebracht. Das Mittagessen nahm es zwischen Ja und Nein. Auf dem Spaziergang ins Coop Center zeigten sich die bekannten Störungen. Für ins Bett ging es keinen Tritt, so dass ich mich kurz entschloss, es im Wohnzimmer zu betten, wo es sofort einschlief. Diese Lösung scheint sich zu bewähren.

Es ist gegen 10.00h als sie unruhig wird. So versuche ich, aufzustehen, was nach ca. 10 Min. gelang. Aber die Treppe refüsierte sie wieder. Also, sie machen lassen. Um 11.00h versuchte ich es nochmals und diesmal gelang es. Ausziehen und WC und dann ins Bett. So, nun hoffe ich, dass Mami bis am Morgen liegen bleibt.
Wer da nicht Nerven hat, kann etwas erlebe!

Samstag 5. Sept.

Der Wintereinbruch hat auf Mami eine schlechte Wirkung. Es ist unruhig wenn es nicht schläft. Gestern Abend war es müde folgte aber nach dem Nachtessen für ins Bett, wo es augenblicklich einschlief. Ruhige Nacht, schlafen bis 8.00h, dann Toilette und wieder ins Bett. Schneefallgrenze 1300M, kalt, ich muss wieder heizen wie gestern, denn Mami braucht warm. Die Sonne bricht durch. Mami hat auch wieder einen guten Tag, auch im Bett. Dort hält sie einen Vortrag, ein richtiges Potpourri über Glauben, Maschinen, Besuch und Visionen. Wir hatten Schwarztee zum Nachtessen, hat sie der Tee so aufgeregt?

Sonntag 6. Sept.

Ein herrlicher Herbsttag. Fahrt mit Hans und Erika nach Isenfluh. Mami spürte den Sonntag wie meistens schon am Morgen. Um halb 9.00h aufgestanden, anziehen, Morgenessen. Um 12.00h Abfahrt nach Isenfluh. Das Verhalten von Mami war wieder sehr gut. Ein- und Aussteigen ging ohne Widerstand. Dann das Nachtessen und zu Bett gehen ein Traum. So durfte ich ein glückliches Mami einbetten und ich war wieder neu verliebt.

Mittwoch 9. Sept.

Ein richtiger Herbst-Tag. Bewölkt, etwas Sonne, gegen Abend Regen. Mami hatte eine gute Nacht. Um halb 8.00h aufs WC, dann wieder schlafen bis 9.00h. Wieder erwacht, wieder aufs WC und dann war sie bereit, die Haare zu waschen und zu duschen. Es war ein liebes Mami, ging wieder ins Bett, um 11.00h aufstehen, Morgenessen. Mittagessen um 14.00h. Feine Spaghetti mit Gehacktem – Tomaten. Um 4.00h zu Berti zum Kaffee. Mami war eher wortkarg, aber auf einmal sprudelte es wieder wie eine Quelle, aber eben ohne Zusammenhänge. Dann noch ein Rundgang im Dorf, um halb 7.00h Nachtessen und um 7.00h ins Bett. Vermutlich muss ich diesen Rhythmus einhalten, denn es scheint um diese Zeit müde zu sein. Der Herbst ruft ja nach früherem Feierabend. So war es für Mami ein angenehmer Tag.

Nicht so für mich. Immer mehr scheint mein Leben mit dem von Mami identisch zu werden. Mein psychischer Zustand verschlechtert sich. Ich hatte eine schlechte Nacht. Kopf- und Bauchweh weckten mich mehrmals. Greifen die Belastungen auf die Nerven über?

Dienstag 15. Sept.

Es ist 23.00h. ein ungewöhnlicher warmer Tag war es gewesen. Mami bis 13.15h im Bett, dann war es bereit aufzustehen. Das Mittagessen musste ich ihm eingeben. Immer wollte es aufstehen. Am Nachmittag dann die Wanderung Feld – Wilderswil – Heim. Kübli Frieda war noch ca. ½ Std. bei uns. Das Nachtessen harzt wieder, dafür ging es gut ins Bett. Es war 19.00h. Auch ich war müde und ging nach der Tagesschau ebenfalls zu Bett.

Nun ist es 23.00Uhr. Ein böser Traum hat mich aus dem Schlaf gerissen. Ich bin psychisch fertig. Der Gedanke, es könnte einmal fertig sein mit mir, kommt halt immer wieder. Nicht wegen mir, da wäre ja alles vorbei, aber Mami. Was passiert dann? Man liefert es in einem Pflegeheim ab. Ich schreibe das alles nieder ebenfalls für den Fall, dass ich halt einmal nicht mehr da bin. Beide miteinander abtreten, ja das wäre schön!

Donnerstag 17. Sept.

Im Verhalten von Mami hat sich nichts geändert. Lange schlafen, heute auch wieder bis Mittag, das Morgenessen ans Bett gebracht. Das sind für mich wohltuende Momente. Ich glaube auch, dass sich das liebevolle Verhalten auf Mami sehr gut auswirkt. Klar, es kann auch wieder anders werden. Aber ich habe das Gefühl, dass es diese Liebe auch erwidert. Es gibt Momente, wo es mich streichelt und ein glückliches Strahlen liegt im Gesicht. Unsere Bindung wird immer stärker.
Im Gegenzug lebe ich mich von den Kindern auseinander. Ihre Absenz und fühlbare Distanz drückt psychisch schwer. Löst das einmal eine Reaktion aus, die schwerwiegende Folgen haben könnte? Kinder, die in dieser Situation, wie wir sie heute durchmachen, abseits stehen, stossen mich direkt ab.

Dienstag 22. Sept.

Eigentlich hat sich nicht viel geändert. Mamis Verhalten ist den gewohnten Schwankungen unterworfen. Meist bis am Mittag im Bett, schlafen und faulenzen. Auf die Wanderungen wartet es direkt. Ob im Rugen oder Feld und Dorf, es geniesst diese Stunden. Am Abend einmal gut, dann wieder harzig. Das letztere zerrt an meinen Nerven, da ich am Abend einfach verbraucht bin. Dazu die psychische Belastung, die kann ich nicht wegwischen. Kommt bald der Tag wo ich eine Hilfe brauche? Oder wo ich einfach aussteige ?

Sonntag 27. Sept.

Das Verhalten von Mami geht seinen gewohnten Gang. Meist bis Mittag im Bett, Morgenessen im Bett. Störungen mit Geduld und Liebe hinnehmen. Für mich ist einfach die Frage: Ist Liebe der Schlüssel zum Erfolg und gibt Durchhaltekraft?

Freitag 2. Okt.

Wetter: am Vormittag stark bewölkt, am Nachmittag Regen. Nach dem gestrigen Föhn eine Erholung für Geist und Körper, was sich bei Mami positiv auswirkt. Wie gewohnt bis Mittag im Bett, Morgenessen wieder ans Bett. Wegen dem Regen verzichte ich auf einen Spaziergang, was scheinbar Mami auch genehm ist. Dafür haben wir es gemütlich im Haus. Mami ist mit dabei beim z'Nacht kochen. Wie einst geht alles „gemeinsam". Wir plaudern über alles Mögliche, fast wie es auch mitmachen würde. Es gab Krawättli + Apfelmues. Es wäre einfach zum Essen aber eingeben musste ich es gleichwohl, „äs isch guet" sagte es. Treppe: Zuerst ein Zögern, aber auf einmal ging es wie am Schnüerli. Toilette alles prima, ins Bett. Da betrachtete es das Bild vom Bergsturz (Naturschutzgebiet Goldauer Bergsturz). Ich erklärte ihm, wie wir 25 Jahre doch so viel Schönes erlebt hatten. Es strahlt, als hätte es alles verstanden. Dann das glückliche Einschlafen. Das ist doch all die Mühe wert.

Sonntag 18. Okt.

Eine lange Zeit seit dem letzten Eintrag. Eigentlich ist nichts Besonderes geschehen. Im Grunde habe ich ein ausgeglichenes Mami. Viel Schlafen, was wohl dazu beiträgt. Doch jetzt ist der grosse Wetterumsturz gekommen, der Winter ist über Europa eingebrochen. Das trifft auch Mami. Gestern musste ich nach langem wieder Frau Brunner anfordern, weil es auf der Treppe blockiert war. Zu zweit brachten wir es nach oben und ins Bett. Harte Arbeit. Noch etwas Widerstand und dann legt sich das Mami zum Schlaf hin! Heute ging es gut, da es bis 2.00h im Bett war. Dann Mittagessen und 1 ½ Std. Spaziergang über den Flugplatz. Es war ganz aufgestellt und plauderte viel. Doch beim zu Bett gehen war die Idylle gebrochen. Zum Glück ging es noch gut die Treppe hinauf, aber beim Bett wurde es aggressiv. Da habe ich ihm mit lieben Worten erklärt, dass es mit dem Papi lieb sein soll. Dass, wenn der Papi nicht mehr da sei, es ein armes Mami werde. Wie gebannt hörte es zu und schloss dann die Augen. Schlaf guet.

Montag 19. Okt.

Mit dem Wetter hat sich auch Mamis Befinden gebessert. Im Bett bis 12.00h lieb und vergnügt. Am Nachmittag 1 ½ Std. Rugen. Trotz Kälte war es angenehm mit ihm zu laufen. Und welch Wunder, es ging die Treppe hoch als hätte es nie etwas anderes gegeben. Auch Toilette und ins Bett ging angenehm, im Bett strahlte es sogar.

Samstag 24. Okt.

5 Tage nichts geschrieben. Ich lebe irgendwie im Stress. Es fällt so viel an, dass ich am Abend einfach fertig bin. Dazu bin ich nachts viel wach. Gut dass es mit Mami eigentlich gut geht. Der Vormittag gehört voll ihm. Morgenessen ans Bett. Es schläft oder spinnt Fäden, plaudert mit dem Teddy, oder liegt einfach da. Am Mittwoch merkte ich, dass es müder war als sonst beim Laufen. Also umkehren. Daheim war es mehr apathisch. Die ganze Nacht durchgeschlafen, Toilette und wieder ins Bett. Da lag es nun bis Nachmittags 3.00Uhr, regungslos, die Augen geschlossen, den Mund aufgesperrt. Für mich ganz unbekannt. Eine gewisse Angst überkam mich, so dass ich um 3.00h Frau Brunner orientierte. Sie kam sofort ans Bett, redete auf Mami ein, dass eine Weile mit grossen Augen Frau Brunner anstarrte. Plötzlich war der Bann gebrochen, ein Lachen und Strahlen kam über ihr Gesicht. Und dann fing es an zu plaudern, es war wieder das alte Mami. Zusammen zogen wir es an. Dann machte ich das vorbereitete Mittagessen und Mami kam wie gewohnt zum Tisch. Ein Spaziergang verlief ohne Zwischenfall. Auch der Rest des Tages verlief gut. Ich war von der Angst befreit.

Donnerstag 29. Oktober

Der Donnerstag war wieder wie gewohnt. Ist es eine einmalige Müdigkeit oder ist es ein Beginn einer neuen Situation? Heute wieder bis 1.00h im Bett, Mittagessen, 1Std. Spaziergang, Nachtessen in der Stube, wie schon mehrmals, wenn es nicht in die Küche kommen will. Der Patient bestimmt den Tagesablauf. Ich möchte hier noch beifügen, dass der Winter ins Land gezogen ist. Es sind halt doch gewaltige Wetterumschläge.

Donnerstag 5. Nov.

Der Winter steht vor der Tür, Regenwetter beherrscht die Sonne. Da ist es schwer, das Verhalten von Mami dem Wetter zuzuschreiben, oder einer neuen Phase zuzuordnen. Am Schlafen resp. Liegen bis Mittag hat sich nichts genändert. Ihr Verhalten zeigt, dass sie das braucht. Ich habe manchmal sogar Mühe, sie am Mittag auf die Beine zu stellen. Am Sonntag 1. Nov. schlief sie sogar bis um 1.00h.
Mit Hans und Erika ging's nach Iseltwald zum Essen, was sie ganz besonders genoss. Auch im Umgang war sie aufgeweckt. Aber sonst wird es mühsam. Sie wirkt apathisch, braucht viel Geduld. Beim Laufen muss ich zurückstecken, so auch heute. Aber es ist wichtig, dass sie nach 17 Stunden im Bett körperliche Bewegung hat. Das ganze Verhalten gibt mir auch zu schaffen. Oftmals lebe ich jetzt in einem Tief.

Freitag 6. Nov.

Zwei Tage Alzheimer in Reinkultur. Zwei Tage die für mich einfach zu viel sind. Gestern ein schwarzer Tag. Beim Morgenessen sagte Mami: „ii mues uf a Abe", aber leider zu spät. Zum Glück trug sie die Hosen, so dass doch das Meiste haften blieb. Also, WC, ausziehen, duschen mit Haare waschen. Doch plötzlich wollte sie hinaus und da kam das Malheur, sie liess sich fallen und nun sass sie in der Dusche. Wie stellt eine Person alleine eine Patientin, die sich einfach fallen lässt, oder sogar sich sperrt, wieder auf die Beine? Also Hilfe anfordern. Frau Brunner ist abwesend, die Gemeindeschwester auch auswärts, Margritli abwesend, erst Berti war da und leistete Hilfe. So konnten wir Mami ins Bett legen. Aber von Schlafen keine Rede. Wie viel Nerven-substanz das gekostet hat weiss nur ich. Bis heute ist die Lage gespannt geblieben, einfach mühsam. Alles was man tun muss verzögert sich - sie zwängt. Anziehen, ausziehen, zum Tisch sitzen, Essen, in Ausgang gehen. Nur die Nerven nicht verlieren, lieb bleiben, Geduld haben, schön gesagt, aber der Nervenverschleiss ist enorm.

Samstag 7. Nov.

Eine unruhige Nacht, was seit langem nicht mehr vorgekommen ist. Auch am Vormittag nicht schlafen, aber doch im Bett. Die Widerspenstigkeit hält an. Zum Verwundern die Treppe in einem Zug genommen. Aber beim WC und beim Ausziehen arrogant. Ich werde Haldol wieder auf 4 Tropfen erhöhen.

Sonntag 15. Nov.

Wie das Wetter auch das Mami, veränderlich. Letzte Nacht 3 x das Bett genässt. Am Vormittag sagte es „i ha glaube is Bett bislet". Ich hoffe, dass das wieder besser wird. Im Ganzen bin ich zufrieden, ansonsten muss ich das ja sein!

Sonntag 22. Nov.

Ein Regentag, erst am Abend löst es auf. Eine Schönwetterperiode ist im Anzug. Spürt auch Mami diese Veränderung, denn heute war es auffallend lieb und bekömmlich. Es ist Zeit, denn die vergangene Woche war nervenaufreibend. Wenn es auch wie gewohnt bis Mittag im Bett war, so war es stets wach und unterhielt sich mit dem Teddy und den Geistern. Sonst aber mühsam und meine Nerven waren bis aufs äusserste strapaziert. Es gab Zeiten, wo ich einfach fertig war. Dazu kommt nun noch bei mir ein Augenleiden am linken Auge. Das Sehvermögen beträgt noch ca. 50%. So wird die Situation erst recht kritisch. Ich werde nächste Woche ein Augenarzt konsultieren.

Samstag 28. Nov.

Die vergangene Woche verlief im Ganzen ruhig. Mami bis Mittag im Bett, dann essen und meist ein Spaziergang. Gestern Feld – Migros Wilderswil und übers untere Feld. Bis auf die gewohnten „Zwängereien" gut, aber für mich schon zu viel. Ich glaubte, dass ich am kritischen Punkt angelangt bin. Heute wieder total fertig, darum auch kein Spaziergang. Ich sollte einfach abliegen können, wenn es soweit ist.

Sonntag 29. Nov.

Zum ersten Mal, dass Mami fast den ganzen Tag im Bett liegt. Morgenessen bei Tisch, weil sie auf war, dann aber wieder ins Bett bis 15.30h. Das Mittagessen auf Stufe 1 warm halten. Nach längerem Widerstand kam sie zum Tisch und ass die ganze Portion. Dann liess ich sie machen, wie gestern ging sie wieder zur Treppe und begann mit der gewohnten „Tätigkeit". Mamis Verhalten beeinflusst immer stärker mein Denken. Ich stelle mir die Frage immer mehr, wie lange halte ich noch durch?

Dienstag 1. Dez.

Das Wetter spielt verrückt, kein Wunder dass es auch Mami mit in den Strudel zieht. Seit gestern Abend ist es unberechenbar. Einmal lachen und liebkosen, um im andern Moment dreinzuschlagen, was gestern Abend drastische Wirklichkeit wurde. Von Ausziehen keine Spur, ich musste es ins Bett schubsen so wie es war. Da gab es kein Zureden mehr. Auch gegen morgen, als es aufs WC musste, war die Stimmung nicht viel besser. Zum Glück hatte es Wasser und Stuhl im Griff. Was heute wieder gut war, war das Laufen, Wilderswil-Kehr. Essen und zu Bett gehen war mühsam, aber es ging. Als Frau Brunner kam, um zu schauen wie es gehe, war es ein lustiges Mami. Wer würde ahnen, dass es so plötzlich auch anders sein kann.

Sonntag 6. Dez.

Unter Föhneinfluss, schön und warm. Mami geniesst das Bett bis 1.00Uhr. Es ist lieb, scheinbar gefällt ihr das Wetter. Freitag nacht und Sonntag leidet es an Blasenschwäche. 3 Einlagen an einem Tag, das ist noch nie vorgekommen. Doch heute scheint alles wieder gut zu sein.

Freitag 18. Dez.

Ist alles gut verlaufen, dass ich so lange nicht geschrieben habe? Ja und Nein – im grossen Ganzen war Mami lieb. Die oben erwähnten Einlagen brauchte ich eigentlich nicht, nur als Vorsorge.

Sonntag 13.12

Am Sonntag 13.12. waren Hans und Dorli Michel da. Von einem Ausflug heimgekehrt, stürzte Mami beim Treppeneingang. Gefährliches ist nicht passiert, aber seither lässt es sich kaum noch anfassen. Ueberall tut's ihm weh, besonders die linken Rippen. So wird das Abliegen und Aufstehen zu einem einzigen Gejammer. Heute war ein schwarzer Tag, lange schlafen, dann nicht aufstehen und zum Schluss weigerte es sich, die Treppe herunter zu steigen zum Essen. Dazu war Margritli Oelinger unangemeldet da und das alles gab ein Durcheinander. Das Spazieren haben wir unterlassen, es war zu riskant.

Samstag, 19. Dez.

Heute ist Mami den ganzen Tag im Bett, schläft meistens. Zum Glück kann ich mit ihm auf die Toilette. Aber zum Mittag wollte sie nicht aufstehen. Da wir das Morgenessen erst um halb 11.00h einnahmen, liess ich das Mittagessen aus. Das Nachtessen dann im Bett.

Dienstag 22. Dez.

Mami sperrt sich heute gegen alles und schreit bei der kleinsten Berührung. Am Abend nach dem Nachtessen ein langes Telefon von Hans Neuhaus, so wartete Mami in der Küche. Und welch ein Wunder, Mamis Benehmen hat sich um 18.00h gewendet. So konnte ich ein liebes Mameli ins Bett tun, ohne Zwängerei, alles ging von selbst.

1993

Freitag 1. Jan.

Neujahrstag. Die letzten Tage im alten Jahr sind durch langes Schlafen gekennzeichnet. Die letzten 2 Tage musste ich ihm das Mittagessen ans Bett bringen. Mittwoch und Donnerstag machte sie das Bett nass, sicher weil sie einfach nicht aufstehen wollte. Die Nächte sind relativ ruhig, dafür streikt es 3 Abende auf der Treppe. Mittwoch bis 8.30h, Donnerstag bis 8.45h und heute bis 9.00h. Da gibt es nur eines: Warten. Sonst ist es lieb und das Laufen macht ihm Spass. Essen aber vermehrt eingeben.

<u>Am Ende des Jahres möchte ich feststellen, dass es während eines Jahres fast gleich geblieben ist. Schwächer ist es geworden und vermehrtes Schlafen. Solange ich gesund bin, ist eine solche Pflege gewährleistet, aber wie lange.</u>

Mittwoch 6. Jan.

Totaler Wetterumschlag von -6° auf + 6°. Das macht sich auch bei Mami spürbar. Eine ewige Zwängerei macht mir das Leben sauer. Gestern Abend Essen in der Stube, weil sie nicht aufstehen wollte. Nach dem Essen weigerte sie sich ins Bett zu gehen u. war wie blockiert auf dem Sofa, wo sie bis morgen halb 5.00h ohne Bewegung blieb. Das bedeutete für mich ein Verbleiben in der Stube. Fernsehen – Schlafen - Fernsehen – Schlafen, eine unruhige Nacht. Dann aufs WC was noch einigermassen klappte. Zum Mittagessen aufstehen, Essen und dann 1 ½ Std. laufen, Wilderswiler-Strasse – Flugplatz – Bönigenstrasse, dann war sie müde. Zum Nachtessen und ins Bett gehen musste ich Gewalt anwenden, sonst wäre sie mir wieder sitzen geblieben. Mit Gewalt gegen Trotz brachte ich es fertig. Liebe und Geduld zahlten sich in diesem Fall nicht aus.

Sonntag 10. Jan.

Nach einer ruhigen Nacht am Morgen alles normal bis aufs WC. Wieder wehrt sie sich, dank Einlage konnte eine Schmiererei verhindert werden. Dann wieder ins Bett, Morgenessen und nach 12.00h anziehen. Aber da geht es los. Zwängerei und Schläge, ich muss aussetzen. Am Nachmittag Spaziergang nach Wilderswil, anschliessend gemütliches Beisammensein in der Stube. Zum Nachtessen wieder „Bitte-Bitte" machen, ebenso fürs Bett gehen. So geht das, aber wir sind doch noch beisammen.

Mittwoch 13. Jan.

Mit Mami ist es wie mit dem Wetter, meist gut mit kleinen Störungen. Heute Abend gab's wieder Kurzschluss. 2 Std. bis sie im Bett lag, obschon sie heute gut gelaunt war. Der Föhn macht natürlich auch alles durcheinander.

Samstag 16. Jan.

Heute will ich die drei letzten Tage ein wenig zusammenfassen. Das Verhalten von Mami ist gekennzeichnet durch Schlaf – Liebe – und Widerstand. Am Donnerstag musste ich Mami das erste Mal im Bett verpflegen. Am Mittwoch ca. um 8.00h ins Bett, die ganze Nacht durchgeschlafen, um 7.00h erwacht, Toilette und weiter schlafen. Am Mittag war kein Zeichen zum Aufstehen. Sie schloss wieder die Augen und schlief weiter. Um 1.00h war sie dann bereit zum Essen, schlief aber weiter bis 3.00h. Dann gab es doch noch 1 Std. Ausgehen. Nachtessen auf dem Divan. Zum Glück war sie dann doch bereit, die Treppe hoch zu steigen, aber dann sofort ins Bett. Wieder gute Nacht, infolge Regenwetter kein Ausgang. Alles verlief gut, ein liebes Mami bis dann wieder die Treppe kam, Mami blockierte. Um es nicht wieder 9.00h werden zu lassen, griff ich zur Gewalt. Ich nahm sie auf die Schulter und hob sie Tritt um Tritt hoch. Das Geschrei, das sie produzierte, war so als ob ich sie umbringen würde. Aber so brachte ich sie ins Bett, in den Kleidern nota bene!

Heute Samstag war wieder ein schöner Tag, draussen ein wahrer Frühlingstag bis ca. 15°. Unser Spaziergang nach Wilderswil genossen wir Beide, plauderten über allerlei und Mami lachte. Ich war glücklich. Daheim wieder Widerstand beim WC, dann wieder gut, Nachtessen: Kaffee complet mit Vollkornzopf. Aber beim Treppen steigen war die Liebe fertig. Wieder musste ich sie auf die gleiche Art hochtragen. Dann aber war sie wieder das liebe Mami und schlief glücklich ein.

Nach der Tagesschau kam wie gewohnt am Samstag die Sendung „Mitenand". Behinderte und Nichtbehinderte machen eine Zeitung. Zusammen mit den Ausführungen „Das Wort zum Sonntag" hatte ich genug zum Nachdenken. Mit dem behinderten Mitmenschen leben, dem Leben ein Inhalt geben, das war das was mich beschäftigt. Viel wird geschrieben und gepredigt, man geht auf die Strasse und protestiert gegen den Fremdenhass. Aber sind wir nicht auch Fremde in der Heimat? Tausende leben so in der reichen Schweiz, verstossen weil ein Ehepartner eben nicht mehr normal ist. Heuchlerische Worte sind alles was man für uns übrig hat. Aber ich habe mein Mami und kann so für einen kranken Menschen da sein und das gibt meinem Leben Sinn und Erfüllung.

So durfte ich am Donnerstag abend die Gemeindeschwester und ihre Praktikantin zum Nachtessen einladen. Ich durfte ihnen meinen selbst gebackenen Apfelkuchen offerieren, was sie mit Rühmen quittierten.
Auch Frau Brunner bekam noch 2 kleine Stücke und war glücklich dabei. Freude bereiten ist mein schönstes Gut. Auch Mami war wohl glücklich, wieder einmal Besuch zu haben. Aber eben, unsere Gesellschaft will ja nicht einmal mehr von Leuten, die in ihren Augen „spinnen," etwas entgegen nehmen!

Sonntag 17. Jan.
Wenn nur die verdammte Treppe nicht wäre! Den ganzen Tag lieb, aber am Abend ist es fertig. Ich trug sie einfach hinauf auf den Schultern, aber das braucht Kraft und Nerven! Aber soll ich denn jeden Abend 1 – 2 Std. warten und betteln?!

Donnerstag 21. Jan.
Heute hatte Mami einen guten Tag. Nur am Morgen, vermutlich hatte sie geträumt, war sie aufgeregt, sie sah einen grossen Bär und hatte Angst. Sonst war sie den ganzen Tag lieb. Am Abend ging alles wie am Schnürchen. Ja, so wäre es schön!

Samstag 23. Jan.
Wenn ich heute hier ein Thema niederschreibe, das nur indirekt mit Mamis Krankheit zu tun hat, so liegt der Grund in meiner moralischen Verfassung. Erstens ist das Verhalten von Mami auf der Treppe nervenaufreibend. Der ganze Tag ein liebes Mami und am Abend ist es einfach blockiert und das geht auf die Nerven.
Der Hauptgrund aber ist die Rede von Pfarrer Gerrit de Haan am Fernsehen im „Wort zum Sonntag". Kernpunkt: Der Mensch braucht Menschen. Und gerade das ist der Kernpunkt, der mich so sehr bedrückt. Da sind wir bei der Wurzel des Themas. All das mit Mami würde ich sicher viel besser ertragen, wenn die Beziehungen zu den Mitmenschen eine bessere wäre. <u>Der Mensch braucht Menschen und diejenigen die</u>

<u>das haben, sind glückliche Menschen.</u> Klar, ich habe Frau Brunner und Marcel, die mir beistehen, aber ich kann diese zwei auch nicht über Gebühr belasten. Andere, die mich verstehen, sind fern von hier.

Das gleiche bei meiner Augenoperation. Gründe findet man ja genügend. Also bin ich allein auf mich angewiesen. Von einer Hilfe aus der Familie ist nicht zu hoffen, wie sollte ich dann auf fremde Leute hoffen können? Menschen brauchen Menschen, besonders wenn man alt und krank ist. Mein ganzes Leben galt nebst der Familie den anderen und jetzt ist alles verflogen wie Blütenstaub im Frühlingswind.

Und nun muss ich Mami in ein Heim geben, bis mein Auge wieder voll gesund ist. Was ich zurück bekomme werden die Tage nachher zeigen. Alles drückt und ich muss allein damit fertig werden. Wie lange hält das ein Mensch aus?

Mittwoch 3. Febr.
    Mami ins Alfa-Haus gebracht, da ich am 4. Februar am linken Auge operiert werde – bei Dr. G im Spital.
Frau Brunner organisiert einen Hütedienst mit Käti Widmer und Berti von Almen. Ich bin froh, dass ich Hilfe gefunden habe. Jetzt kommt die grosse Frage? Wie verhält sich Mami.

Montag 8. Febr.
    Die drei haben ihre Arbeit aufgenommen und berichten im Allgemeinen gute Erfolge. Nur die Heimkehr macht meistens kleinere Schwierigkeiten, sie will nicht ins Heim zurück. Dass ich im Spital sei, will sie nicht glauben. Aber ich bin noch heute nicht selbständig und habe Mühe allein für mich. Von Mami hüten keine Rede. Die ganze Geschichte macht mir zu schaffen und ich bin sehr müde.

Sonntag 14. Febr.
    Ein herrlicher Tag. Der Nebel hat sich bis über Interlaken zurückgezogen. Ich hatte eine angenehme Nacht, im Bett bis halb 11.00h, dann Morgenessen. Eine Wanderung Rugen-Brauerei-Wilderswil-Walten sollte mir Erholung bringen. Aber es kam anders. Die Unruhe verfolgt mich. Bänke laden zum Ausruhen ein, aber ich halte es kaum 5 Min. aus. Ich muss weiter, ruhelos weiter, es dünkt mich bis dort wo ich meine Ruhe finde. Nun bin ich wieder Daheim, aber es ist mir alles fremd. Mami ist ja nicht da, es wird von fremden Leuten betreut. Für Mami ist für gutes Geld gesorgt. Für Geld kann man alles haben. Aber ein Heimplatz zu zweit für Ehepaare gibt es zurzeit nicht. Noch muss ich warten, ich brauche ja selber Hilfe, wenn es nur moralische ist. Frau Brunner gibt sich Mühe. Das Los von uns Zweien beschäftigt sie, aber sie hat selbst Arbeit genug. Berti, Käti und Frau Brunner sorgen für Mami, aber können sie mich ersetzen? Ich weiss es nicht, niemand weiss es. Dann die Frage: Wie geht es wenn Mami wieder Daheim ist? Die Sonne scheint zum Fenster hinein, sie will meine trüben Gedanken aufhellen. Hat sie so viel Kraft? Das sind Gedanken im Umfeld einer unheilbar kranken Frau.

Samstag 27. Febr.

Mami ist seit gestern nach 4 Wochen wieder daheim. Gestern machte sie einen beängstigenden Eindruck. Ich zeigte ihr das Haus, damit sie sich wieder daheim fühlt. Nacht durchgeschlafen bis Mittag. Morgenessen im Bett. Nachmittags 1 Std. Rundgang. Ich glaube, dass es sich wieder Daheim fühlt und den gewohnten Tramp findet.

Freitag 5. März

Mami ist seit dem 26. Februar wieder daheim und hat sich wieder voll integriert. Wie es sich im Alfa-Haus gefühlt und benommen hat, bleibt wohl ein Rätsel. Von Seite des Personals war alles in Ordnung. Sie sagen, Mami habe sich ganz wohl gefühlt. Es sei am Morgen aufgestanden um am Tisch zu essen. Nachts gut geschlafen. Das Essen habe es selber eingenommen. Ob das stimmt? Ich bin skeptisch. Laut Rechnung brauchte es 25 Einlagen und 12 Unterlagen. Scheinbar hat man es eingepackt und wieder ausgepackt. So war die Sache einfach, man brauchte sich nicht um es zu kümmern. Am Morgen wurde es aufgenommen, um mit am Tisch zu sein. Mit dem Essen glaube ich auch nicht, dass es problemlos war, denn daheim war es wieder wie vorher, ich musste ihr meistens eingeben. Auch am Vormittag im Bett bleiben war selbstverständlich. Von Sonntag auf Montagnacht und am Vormittag das Bett und das Hemd total genetzt, sicher weil es so gewohnt war. Seither hat es bis heute kein bisschen mehr ins Bett oder in die Kleider gemacht. Es scheint wieder glücklich zu sein daheim.

Für mich war es höchste Zeit, dass wieder eine Änderung eintrat. Meine psychische Verfassung war auf dem Nullpunkt. Schlagartig wurde es besser, als Mami wieder daheim war. Nun leben wir wieder glücklich beisammen. Wenn auch obligate Schläge nicht ausbleiben, so ist das für mich etwas, was dazu gehört. Was gut ist, ist das Treppen steigen, etwas das es im Heim wohl gelernt hat.

Donnerstag 25. März

Eine Welle des Winters hat die Schweiz überflutet. Hat Mami schon vorher darauf reagiert? 4 Tage hatte es die gleichen Symptome. Tags über lieb, viel schlafen, gut, laufen, einfach zum Verwöhnen. Aber am Abend wird es anders. Sobald etwas von Nachtessen oder von zu Bett gehen gesprochen wird, ist es fertig mit der Liebe. Es blockiert, will nicht aufstehen, will nicht zum Tisch und nicht ins Bett. Am Sonntag den 21.3. musste ich Frau Brunner rufen. Mit viel Mühe und Zureden ging es doch. An einem Abend wurde es 9.00h bis es im Bett war. Nun ist es ganz gut, redet teilweise verständnisvoll, ist sauber, trotz des langen Schlafens.
<u>Wir reden viel zusammen, auch wenn es durcheinander geht. Ich bin einfach glücklich, Mami bei mir zu haben.</u>

Sonntag 18. April
	Bald ist es ein Monat her seit meinem letzten Eintrag. Grund: Es hat sich nicht viel Wesentliches ereignet.

Der Aufenthalt bei Hans und Erika vom 7. – 17. April verlief gut. Mami fühlte sich wie Zuhause. Es hat nun doch eine gewisse Beziehung zu Nottwil, so dass es dort ein– und ausgeht wie daheim. Seine Störungen blieben aus, aber Erika konnte doch sehen, wie zeitaufwendig die Pflege von Mami ist. Auch die beiden Fahrten verliefen ohne Zwischenfall.

Störungen sind natürlich in dieser Zeit periodisch auch aufgetreten. Einfach so, wie angeworfen. So auch heute. Am Morgen verweigerte sie das Aufstehen zum Morgenessen und beim Anziehen. Ein Rugen-Spaziergang verlief reibungslos. Aber das ins Bett gehen war wieder eine Geduldsprobe. Nur die Geduld führt zum Ziel!

Donnerstag 22. April
	Die Föhnlage hier in Matten hält an. Die Auswirkungen auf Mami sind gut merkbar. Heute früh aufgestanden, unruhig, eigenwillig. Heute nur kurze Wanderung, dafür müde, aber sich ergeben kann sie nicht. Das Resultat zeigt sich auf der Treppe, wo sie 2 Std. blockiert ist. X-mal habe ich sie angesprochen, ohne Erfolg. Druck oder Liebe, nichts hilft. Erst um halb 10.00h löst sich der Knopf. Aber ohne ins Badzimmer, rasch ins Bett, wo sie augenblicklich einschläft.

Während 2 Std. habe ich dazwischen die „Nachtschicht" am Fernsehen mit angeschaut. Arbeitslosigkeit – Armut – Arbeitsteilung und Arbeit für alle einerseits, anderseits höhere Produktionskosten. Konkurrenzeinbusse gegenüber dem Ausland, noch mehr Arbeitslose. Wenn ich all diese Sprüche höre, muss ich meine Situation mit in die Waagschale werfen. Fremder in der Heimat. Solidarität einerseits, Desinteresse an Arbeit anderseits. Viele Worte - aber kein Resultat !

Freitag 23. April
	Mami gestern Abend um 21.30h ins Bett, durchgeschlafen, dafür alles nass. Wäsche wechseln, wieder ins Bett und am Vormittag nochmals das gleiche. Schlafen bis Mittag. Dazwischen Haare waschen und duschen. Viel Arbeit, weil es sich immer sperrt. Am Nachmittag verzichtet es auf Ausgang, erst am Abend 1 ½ Std. im Quartier, ein liebes Mami das Freude an den schönen Blumen hat.

Donnerstag 24. Juni
	Meine letzte Eintragung war am 23. April, also genau vor 2 Monaten. Warum? Einerseits war eine gewisse Übermüdung schuld, so dass es vielmals nur beim Wollen blieb. Hauptsache aber ist, dass der Zustand von Mami irgendwie stabil blieb. Eintragungen wären einfach eine Wiederholung gewesen.

Nachstehend eine Zusammenfassung der hauptsächlichen Begebenheiten:
Vorab, eine körperliche Schwäche ist feststellbar. Die allgemeinen Aktivitäten lassen nach. Die Spaziergänge werden in KM kürzer, in Stunden ca. immer noch gleich, so 1 – 1 ½ Std. im Tag, insofern es das Wetter erlaubt. Aber eine gewisse Freude und Bereitschaft zum Laufen ist geblieben. Dem warmen Wetter entsprechend haben wir den Ausgang auf den Abend verlegt. So um halb 6.00h bis 6.00h sind wir dann wieder zuhause und bald gibt es Nachtessen. Dann ins Bett gehen. Das kann aber 8.00h – halb 9.00h werden, da sich alles in die Länge zieht. Schon das Essen nimmt manchmal fast eine Stunde in Anspruch. Dann das Treppensteigen. Manchmal geht's gut, dann wieder blockiert es, so dass da fast eine Stunde verloren geht.
Wenn wir nach dem Ausgang auf der Toilette sind, gehen wir direkt ins Bett, andernfalls braucht es Zeit. Mami wehrt sich abzusitzen und wehrt sich wieder aufzustehen. Ein markantes Merkmal. Alles was man von Mami verlangt, stösst auf Widerstand. Wenn es aber das Gleiche von sich aus macht, geht alles perfekt. Das heisst nun aber nicht, dass sie nun alleine aufs WC kann oder allein wieder aufstehen und anziehen – aufstehen Ja, aber anziehen Nein.

Die Aggressivität beim Aus- und Anziehen ist geblieben, wenn vielleicht doch etwas sanfter. Auf Schläge muss man sich immer gefasst machen. Im grossen Ganzen habe ich mich daran gewöhnt, nur wenn es zu stark wird, muss ich reagieren. Ein Zuspruch bringt manchmal Besserung.

Da ist ja die grosse Frage: Was ist gegeben - was ist gemacht. Es gibt Fälle, wo sie ruhiger wird, ein Nachdenken ist sichtbar. Also, Liebe allein ist nicht auf alle Fälle das universale Heilmittel, gleich wie das Kind, das einfach auch mal ein warnendes Wort der Mutter braucht. Das gleiche gilt beim Aufstehen oder zu Bett gehen. <u>Eines ist sicher: besser nachgeben als ein Streit vom Zaun reissen. Ob halt einmal mit einem Teil der Kleider ins Bett, spielt doch keine Rolle.</u>

Wie geht es mit dem Essen; eigentlich schon lange gleich, bald besser, bald schlechter. Eingeben ist aber nach wie vor das Hauptamt. Eine Reaktion über gutes oder weniger gutes Essen gibt es nicht, ausser sie isst mehr oder weniger. Das Morgenessen fast ohne Ausnahme im Bett. Es ist der erste richtige Kontakt nach der Nacht. Meistens schläft sie durch, nur selten muss sie aufstehen. Zum Essen gibt es Müesli, Bananen, Brot mit Butter, also vollwertig. Am Sonntag gibt es Gipfeli und Kaffee. So kann ich sagen, sie isst eigentlich recht gut.

Nach jedem WC wird gewaschen und wenn nötig neue Einlage eingelegt. Gegenwärtig ist sie in dieser Ansicht mustergültig. Die Nächte wo Mami trocken bleibt, sind überwiegend. Ich schreibe das einer psychischen Besserung zu.

<u>Dazu finde ich es sehr wichtig, dass es am Abend mit voller Zufriedenheit einschlafen kann. Dazu ist eine liebevolle Behandlung sehr wichtig. Streicheln und liebe Worte</u>

sind Balsam. Und dann natürlich der Teddy. Das ist und bleibt ein Universal-Schlafmittel. Überhaupt, die psychologische Betreuung ist ein Hauptmerkmal im ganzen Tagesablauf.

Wie steht es mit der geistigen Verfassung? Ich kann feststellen, dass sich da nichts zum Negativen geändert hat. Ich habe manchmal das Gefühl, dass ich vermehrt der Papi bin, wenn auch diese Frage nie endgültig geklärt werden kann. Handfertigkeiten sind nach wie vor keine mehr da. Vielmals wird von Alzheimer-Ärzten empfohlen, bei Kranken solche Eigenheiten zu fördern. Da ist aber alle Mühe vergebens. Sie hat Gelegenheit überall zu helfen wenn sie will, aber das geschieht eher im versteckten.

Nun ein paar Worte zu meinem Zustand.
Ich bin nach wie vor glücklich Mami noch daheim betreuen zu können. Nur eine positive Einstellung macht es mir möglich, 24-Stunden im Dienst zu sein. Auch ein Alzheimer-Kranker bringt viele schöne Stunden und die gilt es zu nutzen. Was man einem Patienten bieten kann, kann kein Heim. Besonders die Liebe, die ganz dem Patienten gehören muss. Man schreibt von der Liebe zum ungeborenen Kind, von der Liebe zum Kind in den ersten Jahren. Aber über die volle Liebe zum kranken Partner hört man wenig.

Heute Abend, 24. Juni, war am Fernsehen eine Sendung über eine Alzheimerkranke Frau. Das meiste was geboten wurde ist bekannt und eine Wiederholung von allem was schon gezeigt wurde. Zum Schluss sprach Dr. Wettstein, Stadtarzt von Zürich. Was dieser Herr gesagt und wie er es gesagt hat, entspricht ganz meinen Erfahrungen und meiner Praxis. Ich bin froh, aus kompetenter Sicht eine Bestätigung zu hören. So sagte er, dass Spaziergänge die Krankheitssymptome um 50% herabsetzen können. Er bestätigte, dass die psychische Betreuung ein Hauptziel sein muss. Wenn auch ein Gespräch mit dem Patienten unmöglich ist, so muss es trotzdem stattfinden. Gerade das ist ein Hauptanliegen von mir. Ich rede mit Mami und es mit mir. Was sieht man da nicht alles auf einem Spaziergang? Blumen, Autos, Kutschen, schwere Feuerstühle, ein Hausbau, freche Velofahrer, Hängegleiter, Flugzeuge, Rollstuhlpatienten. Kurz, man muss mit ihm leben. Und wenn Dr. Wettstein diese These vertritt, so muss wohl etwas Wahres dran sein. Und meine Theorie, Mami so lange wie möglich daheim zu behalten, ist nach wie vor gültig.

Hier möchte ich vermerken, dass ich Mami am 21. Juni im Pflegeheim Rosenau angemeldet habe, für alle Fälle. Denn es kann auch bei mir etwas passieren. Dann ist Mami auf fremde Hilfe angewiesen. Denn von den Kindern ist keine Hilfe zu erwarten. Werden sie beim Hinschied von uns Beiden auch auf das Erbe verzichten? Ich sehe es ja dann nicht mehr, aber es reut mich direkt, ihnen die Liegenschaft resp. deren Erlös ihnen zu überlassen.

Donnerstag, 1. Juli

Ein rabenschwarzer Tag. Schon gestern war es kein Schleck. Viermal die Wäsche wechseln. Schwester Regina riet mir, doch zum Arzt zu gehen. Dr. W stellte dann Blasenentzündung fest. Aber heute kam nun wirklich alles was es so gibt zusammen. Am Morgen 6.00h das erste Mal Wäsche wechseln. Dann wieder ins Bett, bis um 10.00h. Dann steckte sie im Kot. Zum Glück hielten Netzhöschen und Einlage fest. Aber auf dem WC war ein Geschmier. Zum Glück war sie bereit zu duschen, so dass ich sie richtig abwaschen konnte. Anschliessend zog ich sie an, legte sie wieder ins Bett bis 12.30h. Das Essen, Spaghetti, waren fertig, aber Mami streikte. Alles Zureden war vergebens. Sie weigerte sich, die Treppe hinunter zu kommen. So griff ich zum Letzten. Stufe um Stufe ging es auf dem Hintern bis in die Küche. Merkwürdig, dass sie das ertrug. Nun war mein Bedarf gedeckt. Essen wie normal eingeben, den Kaffee verweigerte sie. Nach dem Küchendienst legte ich mich aufs Sofa. Doch dann kamen Marcel und Frau Brunner. Mami löste sich ganz. Mit Frau Brunner in den Garten, wollte ein Bild machen, aber Mami weigerte sich. Dann ging ich noch in die Dropa (Drogerie) um Einlagen zu holen. Ein Spaziergang übers Feld verlief ohne Zwischenfall. Nachtessen ebenfalls. Aber dann war es fertig. Bis 9.00h war sie auf der Treppe blockiert. Nichts half. Wieder musste ich Gewalt anwenden. Stöhnen und Schreien war die Begleitmusik. Dann noch aufs WC und ab ins Bett, wo sie wie gewohnt einschlief.
Ich war richtig fertig. Am Fernsehen war noch die Lösung: eine Schlechtwetterfront kommt von Westen über die Schweiz mit Gewitter. Hoffen wir, dass morgen wieder anderes Wetter im Hause ist!

Freitag, 2. Juli

Die Mittel Azillin 200 helfen, sie blieb trocken. Habe Frau Brunner orientiert. Mami im Bett bis Mittag, weigert sich aufzustehen. Die Treppe hinunter wieder auf dem Hintern, Essen wie sonst. Den Nachmittag verbrachte sie auf der Treppe. Von 17.00h bis 18.00h Dorfrundgang. Sie ist lieb. Nachtessen, Aziillin und Joghurt. Dann ins Bett. Wieder das Theater auf der Treppe. Ich bin fertig, schlafe bis 9.00h auf dem Sofa. Nun ist es 10.00h, ob ich weiterschlafen kann?

Dienstag 6. Juli

Das Wetter spielt verrückt, somit ist auch Mamis Zustand labil. Viel schlafen - wenig Temperament. Ihr Zustand mahnt mich an das was kommen wird. Zudem bin ich verlassen und allein. Hans hat sich für 3 Wochen abgemeldet, aber etwa vorbei kommen, dazu reicht die Zeit nicht. So drückt diese Verlassenheit zusätzlich zum vermehrten Einsatz für Mami.
Ich will versuchen, den Zeitraum vom letzten Bericht bis heute etwas zu analysieren. Grundsätzlich ist die allgemeine Lage bei Mami gleich geblieben: lieb, gut schlafen, wenig nässen. Das heisst für mich auch lieb, Geduld und Verständnis. Mit dem Laufen ist ein Rückgang zu verzeichnen. Aber es geht gerne und weiss es zu schätzen. Was es vor allem sehr schätzt ist Besuch. Am 10. Juli waren Hans und Dorli da. Ein

Fest für Mami. Wie es strahlt wenn sie Mami begrüssen. Und plaudern, es hat doch viel zu erzählen. Dann plötzlich ist Schluss, es wird stumm, eine alte Erscheinung.

Dienstag 13. Juli

Am 13. Juli waren Käti und Sep Strickler ganz unerwartet da. Der Zufall spielte eine entscheidende Rolle. Diese alten Freunde vom Friedbach weckten sicher die alten Beziehungen. Eine Fahrt nach Habkern war für Mami ein Ereignis. Im Sporthotel gab es für Mami 2 Kaffee und eine Nussrolle, was das Nachtessen ersetzte. Ins Auto ein- und aussteigen ohne nennenswerte Mühe, und dann einschlafen, welch glückliches Gefühl.

Am Sonntag 18. Juli kamen Walter und Jytte. Ja, der Walter, der ist in Mamis Erinnerungen stark verwurzelt und es versuchte alte Begebenheiten zu erzählen.
So geht das Leben bei uns eigentlich glücklich weiter. Ich versuche für Mami alles zu tun, das seine Lage leichter macht. Und wenn es alles mit Liebe und Anhänglichkeit erwidert, ist das das Schönste in meinem nicht immer leichten Leben.

Dienstag, 27. Juli

Walter und Jytte bleiben bis am 26. Juli hier in den Ferien. Mami erkannte Walter sofort, auch Jytte war scheinbar in Erinnerung. Für Mami war diese Woche sicher ein Erlebnis. 4 Personen am Tisch, am Sonntag 6 Personen, das gefiel ihr. Meist war sie gesprächig und liess sich gerne verwöhnen. Sonst verflossen die Tage wie gewohnt. Die Treppe ging sie unterschiedlich. Einmal haben wir sie zu 3. hinauf getragen.

Am Sonntag waren Hans und Dorli Michel zu Besuch. Die zwei sind bei Mami einfach fest im Gedächtnis. Aber auch hier sind die Gemütsschwankungen gross geblieben. Am 26. Juli– der Tag der Abreise von Walter und Jytte - war ein ganz besonderer Tag. Hat sie verstanden, dass Walter wieder heim fährt? Sie stand schon um 10.30h auf, was sonst nie der Fall ist. Morgen- und Mittagessen bei Tisch. Doch nach dem Essen überkam sie der Schlaf bis 15.30h. Vom Abschied merkte sie nichts, sie schlief fest. Doch von Spazieren wollte sie nichts wissen. Sie beharrte auf ihrem Standpunkt. Da sie ja fast den ganzen Tag geschlafen hatte, ist es verständlich, dass sie spät ins Bett ging. Doch dann die ganze Nacht geschlafen, bis 8.00h, dann Toilette waschen, pudern und wieder ins Bett.

Freitag 30. Juli

Gestern Abend nach dem Spaziergang setzte sich Mami aufs Sofa und schlief auch bald ein. Nachtessen unmöglich und von ins Bett gehen keine Spur. Also bettete ich sie so gut es ging auf dem Sofa. Für mich stand eine Nacht auf dem Teppich vor, denn ich konnte Mami nicht allein lassen. Morgens um halb 6.00h erwachte sie. Mit Zureden und Geduld zusammen aufs WC, dann wieder aufs Sofa, wo sie bis ca. 11.00h schlief. Merkwürdig, dass ich trotz den nur ca. 5 Std. Schlaf den ganzen Tag gut zwäg war. Das Mittagessen nahm Mami wieder am Tisch ein.

Das heisse Wetter – 31° - machte Mami zu schaffen. Nur ein kurzer Spaziergang auf der Rugenstrasse war möglich. Ins Bett ging es soweit gut. Nur einige Schläge und wüste Schimpfworte und dann schlief es ein. Scheinbar bin auch ich vom Wetter abhängig, denn das Wort „Souhund" traf mich tief. Man gewöhnt sich scheinbar nur teilweise an die Launen des Patienten.

Sonntag 8. Aug.

Im Allgemeinen geht es im Gewohnten weiter. Es sind keine grossen Schwankungen zu melden. Was bemerkenswert ist, ist die Liebe, die Mami an den Tag legt. Gestern schon war es bei einem Höck mit Cousinen und Cousins sehr gesellschaftlich gestimmt. Dann eine sehr gute Nacht, es bleibt trocken, 2 x aufstehen und dann geschlafen bis Mittag. Kein Morgenessen. Mittag und Abendessen sehr gut, musste aber eingeben. Auch am Abend gut die Treppe hoch und ins Bett. Fast zu schön um wahr zu sein.

Sonntag 15. Aug.

<u>Mamis 82. Geburtstag.</u> Ein schwüler schöner Tag. Mami schläft fest bis um 1300.h. Ich liess ihm den Schlaf. An Hans und Erika hatte es Freude, besonders Hans erkannte es als den Lausbub. Ein gemütliches Mittagessen im Träumli genoss Mami sehr. Auch beim Fotografieren zeigte es seine alte Gemütlichkeit. Am Abend sperre es ein wenig, aber nicht über dem Durchschnitt.

Gestern, 14. Aug., war Vreni auf Kurzbesuch. Auch es wurde von Mami erkannt. Vreni machte Fusspflege, besonders beim linken grossen Zehen, der irgendwie einen Schaden hat. Ich musste mich wundern, wie Mami fast ohne Murren dabei war. Bei mir hätte sie wohl alles abgeräumt!

Die letzten 14 Tage waren bestimmt von einer gewissen Regelmässigkeit. Viel schlafen, die Nächte meist durchgehend, sogar teilweise trocken. Das Laufen lässt aber nach. Gestern, nach der Fusspflege, hatte es scheinbar Schwierigkeiten. Nach 30 Min. hatte es Mühe und ich Angst, es werde den Heimweg nicht schaffen.
So gehen die Tage dahin. Der Besuch der Jungen hat mir erneut gezeigt, dass für sie Mamis Lage tabu ist. Man spricht kein Wort über ihr Verhalten und über die Zukunft. Also weiss ich, dass ich die Lage allein meistern muss. Und wenn das nicht mehr geht, so ist das Pflegeheim sicher.

Donnerstag 19. Aug.

Wir haben eine heisse Zeit – bis 31°. Das wirkt sich auch auf Mami aus. Heute schlief es bis 13.00h, ohne einmal richtig zu erwachen. Dann kam die lange Zeit des Ankleidens, WC und Waschen. Aber nachher war es ein liebes Mami. Essen gut und anschliessend ihre „Arbeit" auf der Treppe. Um halb 6.00h kam es zu einem Spaziergang, 1 Std. im engen Umkreis. Nachtessen ebenfalls gut, aber die Treppe harzte. Im Bett empfing sie den Teddy: „Gäu du bisch e Liebe".

Bei mir ist die Welt einfach nicht in Ordnung. Immer noch binde ich mich an Mami, der einzige Mensch der zu mir hält. Immer wieder fühle ich wie Mami an mir hängt. Wenn ich beim Bett knie und es streichle, den Kopf in den Händen halte, dann ist es glücklich. Es braucht einfach Liebe, auch wenn es halt einmal seinen Gefühlen in Aggressionen Ausdruck gibt. Und dieses Verhältnis gibt mir Kraft zum Aushalten. Ich suche nach einer Form zum Leben, einer Form die uns beiden nützt und genügt um durchzuhalten.

Ich habe Angst vor dem Tag, an dem ich Mami nicht mehr allein betreuen kann. Einmal muss ich wohl jemand als Stützte beiziehen. Aber wer versteht das Leben eines Alzheimer-Kranken? Wer macht das nicht nur wegen des Geldes?

Donnerstag 2. Sept.
	Mit dem angekündigten Wetterwechsel hat sich auch Mamis Zustand dementsprechend geändert. Es ist vermehrt widerspenstig, schläft viel. Heute hatte es wieder einmal alles verschmiert, nur weil es einfach nicht aufstehen wollte. Das ist ja meistens so und zwingen kann ich es nicht. Sonst ist es immer in etwa gleich, darum auch keine Eintragungen. Der Rhythmus ist so: schlafen bis Mittag, essen bei Tisch, dann im Haus herum grübeln, gegen Abend eine Stunde spazieren, Nachtessen und ins Bett. Hier harzt es meistens, so dass es halb 9.00h werden kann. Was ihm fehlt, ist Gesellschaft, auch wenn es nur für kurze Zeit ist.

Samstag 11. Sept.
	Mamis Zustand ist fast besser geworden, oder ist es einfach die Liebe zwischen uns beiden. Ich lebe glücklich und glaube Mami auch. Liebe geben, sie kommt wieder zurück.

Montag 13. Sept.
	Gestern Sonntag war für Mami ein Freudentag. Dorli und Hans Michel auf Besuch. Mittagessen in der Linde Gündlischwand. Das war für Mami eine Abwechslung. Es wollte Michels allerlei erzählen, war lustig und genoss den Besuch. Die Fahrt nach Grindelwald war auch für Mami ein Erlebnis. Die Berge und die blumengeschmückten Häuser liessen es in einer neuen Welt leben.

	Heute wieder Besuch von Trudi und Kurt Suter. Schon als ich ihm sagte die 2 kommen, strahlte Mami vor Freude. Beim Kaffee wusste es allerlei zu erklären, teilweise gut, verständlich, irgendwie ist es einfach jemand, wenn Besuch da ist. Beim Abschied sagte es: „U de recht vieu Glück u aues Guete." Leider war die Stimmung beim zu Bett gehen vorbei. Statt ins Bett zwängte es, liess sich fallen und ich musste es direkt tragen. Dann ins Bett und schon schloss es die Augen.

Sonntag 19. Sept.

Seit drei Tagen ist Mami irgendwie anders. Es braucht viel Geduld und Liebe. Ich muss einfach warten bis es seine Gedanken geordnet hat und den Entschluss gefasst hat. Auch braucht es viel Schlaf. So auch heute. Schon die Nacht war unruhig, 2 x aufgestanden und dann bis halb 2.00h im Bett. Natürlich platschnass. Bis wir gegessen hatten und in der Küche fertig war es 3.00h. Für einen Spaziergang war es aber schon zu haben. Merkwürdig wie es die Wege kennt. Ich liess ihm die Wahl und es kam rein. Aber hier musste ich eine Kehre um den Konsum machen, dann erst kam es zum Törli herein. Ins Bett ging es gut, aber nach 2 Std. war es wieder wach. Mit Liebkosen schlief es bald wieder ein. So war Sonntag für mich eigentlich nur auf dem Kalender. Aber das macht mir nichts, Hauptsache ich habe Mami.

Dienstag 21. Sept.

Heute ein typischer Alzheimer-Tag. Wir gehen zu Brunners um die 5 jungen Hunde zu sehen. Wie Mami die Treppe bis in den 3. Stock hochging, ein Wunder. Wie schon früher, immer 2 Treppen hoch bis oben aus. Das Gegenteil am Abend. Widerstand vom Sofa zum Tisch. Essen ordentlich. Aber die Treppe hat sie nicht geschafft. Es blockiert einfach. Sie kann die Beine nicht heben. Das ist das grosse Geheimnis dieser Krankheit. Der Kopf als Kommando-Zentrale versagt, oder schaltet auf Gegenteil.

Sonntag, 3. Okt.

Heute berichte ich über einen besonderen Tag. Mit Mami an den Kompanie-Tag der Mot.IK. Ein Tag den ich nicht ganz versäumen möchte. So blieb mir nur diese Lösung. Dazu wollte ich Mami etwas Besonderes bieten. Ich versprach mir sehr viel Positives für Mami. Denn meine Parole ist: dem Mami einfach noch Freude bieten so viel wie möglich. Damit wir unseren Fahrplan einhalten konnten, kam Frau Brunner um halb 12.00h und half mir Mami anzuziehen, was ohne Widerstand geschah. Um 13.15h fuhren wir mit Marcel hier fort. Der Einstieg ins Auto ging nicht ohne Marcels Hilfe. Die Fahrt nach Bern war bei anhaltendem Regen grässlich. Doch Mami genoss es wie früher. Vor dem „Bürgerhaus" setzte uns Marcel ab und er ging auf Parkplatzsuche. So gingen Mami und ich allein in den Saal im ersten Stock. Mühelos ging Mami die Treppe hoch. Oben kamen die ersten Kameraden und Mami begrüsste sie mit grosser Freude und Herzlichkeit. Auch im Saal liess es sich nicht überraschen. Es war einfach das Mami von einst. Als es für unser Eintreffen ein Applaus gab, machte es freudig mit. Den Kaffee und das Vermischte genoss es. Die ganzen ca. 1 ½ Std. genoss es so richtig herzig. Auch der Aufbruch bot keine Schwierigkeiten und es nahm herzlich Abschied. So war meine Hoffnung in Erfüllung gegangen, Mami ein freudiger Tag zu bereiten.

Samstag 9. Okt.

Wechselhaft wie das Wetter ist auch die Stimmung bei Mami. Drei Tage war es schwer es zu verstehen. Die Reaktionen waren langsam. Es brauchte Zeit zum Aufstehen, fürs WC, die Treppe hinab, zum Verwundern hinauf ging es gut. Bei Regenwetter zeigte es gar keine Lust für hinaus. Mit Geduld konnte ich Aggressionen vermeiden. Am Donnerstag mit Marcel nach Wengliswil. Das gefiel ihm dann wieder, Autofahren. Nur Ein- und Aussteigen machte Mühe. Scheinbar kamen Erinnerungen an unsere Ferien bei Schneiders.

Heute ein schöner Föhntag, und dazu auch ein liebes Mami. Es liess sich gut leiten. Essen praktisch allein, was ja selten vorkommt. So wäre die Pflege wirklich eine Freude.

Freitag 15. Okt.
Unwetter toben im Tessin, Norditalien und Südfrankreich, während bei uns Föhnwetter warme Tage bringt. Kein Wunder dass auch wir Menschen davon betroffen sind. Besonders Mami ist zu einem sehr schwierigen Patienten geworden. Nachts schläft sie wie gewohnt sehr gut und tagsüber ist sie lieb, besonders beim Laufen. Aber jetzt kommt die Misere. Alles was sie muss, stösst auf Widerstand. Am Mittag fängt es an. Wenn sie auch vorher quickmunter ist, wenn sie aufstehen soll, will sie schlafen. So geht eine halbe Stunde vorbei. Dann geht es, aber harzig. Dann die Treppe hinunter. Alles Zureden hilft nichts, wie angewurzelt bleibt sie stehen. Ich habe das Gefühl, sie will, aber kann nicht. Ein Tritt hinab, dann wieder hinauf. Ein Nervenspiel. Einmal geht's, dann aber wie heute, sitzt sie einfach ab. Von Aufstehen keine Spur. Ich greife zu einem Hilfsmittel. Ich nehme eine zusammen gelegte Wolldecke, lasse Mami darauf rutschen und dann geht es Tritt um Tritt abwärts. Meine Nerven drohen zu zerreissen. Beim Essen geht es weiter. Mit den Händen „häppelen", die Tasse umkippen, einfach eine richtige Tortur. Dazwischen ist sie wieder lieb. Nach dem Ausgang kommt es vor, dass sie auf den Divan geht, manchmal auch schläft. Wenn sie dann zum Essen kommen soll, dann schliesst sie die Augen und will schlafen. Soll einer sagen, das sei für den Betreuer Beruhigungstherapie! Heute zum Nachtessen wollte ich den Stuhl zum Tisch schieben. Dann Schlag mit der Faust ins Gesicht. Da reagierte ich hart. „Du darfst doch den Papi nicht einfach ins Gesicht schlagen." Diese Drohung blieb nicht ohne Wirkung. Sofort war sie ruhig und lieb und blieb so bis ins Bett.

Die grosse Frage ? Braucht es neben der Liebe auch Härte? Einmal mag es eine gute Wirkung haben, aber meist ist es das Gegenteil. Eines ist sicher: Auf die Dauer wird das zu einer Zerreissprobe!

Sonntag 24. Okt.
Der Winter hat vorerst ein Muster ins Land geschickt. Die Begleiterscheinungen sind nicht ausgeblieben. Und nun wird das Tief abgebaut und ein Hoch zieht auf. War Mamis Betreuung in letzter Zeit schon sehr mühsam, so wird sie noch ärger. Treppen auf und ab werden zu einer Geduldsprobe. Heute Abend wurde sie aggressiv und tätlich. Meine Moral sinkt unter den Strich. Vermutlich werden auch meine psychischen Kräfte stark betroffen. Es bleibt nur zu hoffen, dass es morgen wieder

besser wird. Ich bleibe weiter allein mit Mami. Die einzige Hilfe kommt von Marcel und Frau Brunner, aber die ist beschränkt.

Montag 25. Okt.

Mamis Stimmung ist wie das Wetter. Lange schlafen, kein Ausgang und am Abend ein Muster wie es etwa kommen kann. Leistet beim Abendessen Widerstand, spuckt das Essen aus und weigert sich etwas zu sich zu nehmen. Toilette und ins Bett ging wieder normal.

Dienstag 26. Okt.

Mamis Zustand ist noch schlechter. Im Bett schlief sie wenig, aber sobald es essen, aufstehen, aufs WC, Treppe runter heisst, schloss sie die Augen und schlief. Das ärgste ist, dass sie sich einfach fallen lässt. So musste ich sie wieder auf der „Rutsche" in die Küche nehmen. Am Nachmittag schlief sie fast immer auf dem Sofa. Dann hatte sie einen Impuls für an den Tisch. Aber nach dem Essen setzte das Theater wieder ein. Ich hoffe, dass es morgen wieder besser wird.

Donnerstag 28. Okt.

Am Morgen ist es noch störrisch, lässt sich einfach fallen. Das greift meine Nerven an. Auch am Mittag und am Abend ist noch eine Portion drin. Dazwischen ist es das alte liebe Mami. Ich gebe mir Mühe mit der Situation fertig zu werden.

Sonntag 31. Okt.

Die Situation mit Mami hat sich wieder gebessert. Gestern Besuch von Otti Schärer, Fahrt nach Beatenberg, Mittagessen im Restaurant. Mami geniesst diesen halben Tag. Es war ein Plappermaul, ich glaube es hatte eine Ahnung wer Otti war. Hatten wir doch viele schöne Touren zusammen gemacht.
Heute Haare waschen und duschen, alles ging glatt. Ein- und Aussteigen als wäre das selbstverständlich. Wieder ins Bett aber nicht schlafen, erst nach dem Morgenessen.

Montag 1. Nov.

Auf die schönen Stunden vom Samstag kommt die Ernüchterung. Am Sonntag – im Schlaf fällt sie beim Essen einfach vom Stuhl. Es war mir nicht mehr möglich sie aufzufangen, so schnell geht das. Mir blieb nur noch, sie wieder aufzustellen. Am Abend beim Nachtessen kam ein Telefon von Vreneli. Kaum hatte ich den Hörer aufgehängt und ging in die Küche, schon lag Mami wieder am Boden! Mit Mühe konnte ich sie aufstellen und aufs Sofa legen, wo sie augenblicklich einschlief. Leider war Frau Brunner erst um 9.00h erreichbar. Mit ihrer Hilfe brachten wir Mami ins Bett wo sie sofort einschlief bis am Morgen. Nun kam die Stunde der Wahrheit. Kann Mami laufen oder nicht. Aber es ging, scheinbar war nichts gebrochen So konnte ich sie wieder ins Bett tun. Fast den ganzen Vormittag hat sie geschlafen bis halb 2.00h. Die Treppe musste ich wieder mit der Rutsche bewältigen. Um halb 5.00h ging es noch 1

Std. spazieren, aber mühsam und anschliessend wieder schlafen, Ist doch etwas defekt, oder ist es das Wetter? Um vor weiterem Umfallen beim Tisch gesichert zu sein, habe ich den Stuhl, der vor dem Haus stand in die Küche genommen. Er ist zwar gross, aber ein Umfallen scheint so nun nicht mehr möglich. Heute Abend hatte sie wieder Mühe mit der Treppe.

Freitag 5. Nov.

Heute schläft Mami bis ¼ vor 2.00h, dazwischen aufs WC. Kein Morgenessen. Das Aufstehen ist mühsam, es zwängt. Mit Marcel zu Dr. W. Er findet alles in Ordnung, auch der fragliche Krebs ist nichts. Bei einem Kaffee ist Mami sehr aufgeräumt. Es plappert lebhaft. Auch das zu Bett gehen verläuft fast normal.

Samstag 6. Nov.

Wie das Wetter so ist auch Mamis Stimmung. Sie schläft bis 13.00h, möchte lieber im Bett bleiben. Aber da heisst es hart sein, sonst liegt sie mir den ganzen Tag im Bett. Geduld und nochmals Geduld, beim Aufstehen, auf dem WC, die Treppe hinab und beim Essen. Die Rutsche auf der Treppe bewährt sich. Wenn sie einfach sitzt bleibt nichts anderes übrig. Die Nacht schläft es durch. Natürlich ist sie dann am Morgen nass. Aber das bin ich mir gewohnt.

Mittwoch 10. Nov.

In den letzten Tagen scheint sich eine Verschlechterung bei Mami anzubahnen. Das Gehen hat merklich nachgelassen. Dazu scheint doch beim operierten Bein etwas nicht in Ordnung zu sein. Auch das Zwängen auf der Treppe und beim Aufstehen wird zur Belastung. Zum Glück gibt es wieder schöne Momente.

Sonntag 14. Nov.

Mich beschäftigt die Frage: Ist Mami nun ein bettlägeriger Patient ? Gestern schon den ganzen Tag im Bett und Sofa gelegen und heute den ganzen Tag im Bett. Ein Urin-Test zeigt wieder Blasenentzündung. Dazu ist der Winter ins Land gezogen. So hoffe ich, dass dieser Zustand vorübergehend ist. Im Bett ist es lieb und sogar lustig. So hat es der Schwester Regina ein „Ständchen" gegeben. Es besteht eben die Gefahr, dass ihr das Bettliegen gefällt. Hoffen wir das Beste.

Donnerstag 18. Nov.

Die Verhältnisse bei Mami scheinen sich auf einem neuen Tiefpunkt zu stabilisieren. Das heisst bis ca. 13.00h im Bett, Mittagessen und dann wieder abliegen aufs Sofa. Die Zeit wo es schläft ist verschieden. Auf alle Fälle muss es liegen. Das Laufen hat sich überraschend schnell auf praktisch null verringert.

Sonntag 21. Nov.

Ein Tag der Wende. Überraschend ist Mamis Zustand wie vor der Krise. Die Blasenentzündung ist auch wieder geheilt. Das mag natürlich sehr viel beitragen. Besuch von Hans und Dorli Michel. Die Hilfe von Dorli gefällt ihm natürlich, so dass wir überraschend einen Rundgang machen konnten. Auch das zu Bett gehen verläuft gut mit Dorli.

Montag 22. Nov.
Der Winter ist überraschend ins Land gezogen. Zum Verwundern hat das auf Mami keinen grossen Einfluss gehabt. -21° in La Brevine. Kalt und bewölkt, so bleiben wir im Haus.

Dienstag 23. Nov.
Mamis Zustand ist befriedigend. Frau Brunner kommt zum Kaffee und hilft zum Ausgang vorzubereiten. Laufen wirkt wie ein Magnet, da ist es wieder aufgeräumt. Am Abend Frau Brawand, mit Schwester Monica. Mami ist ablehnend. Ich muss auf der Treppe eingreifen. Auch ich wirke kalt und passiv.

Mittwoch 24. Nov.
Mami wie gewohnt bis 1.00h im Bett, steht gut auf und isst gut. Ich lade Frau Brunner zum Kaffee ein, was sie annimmt. Wir diskutieren den Fall Brawand. Dank Frau Brunner kann ich wieder mit Mami laufen. Mami ist so richtig gut aufgelegt. Am Abend Frau Meienberg. Mami scheint viel Sympathie für sie zu haben. Es geht alles viel besser. Aber zum Einschlafen bin ich am Bett. Mami soll meine Anwesenheit und Liebe fühlen.

Donnerstag 25. Nov.
Bei schönem Wetter ein kleiner Rundgang. Aber sie hatte Gleichgewichtsstörungen, ist unsicher, musste sie ständig stützen. Heute wieder Regina und Monika, ging alles normal.

Samstag 27. Nov.
Gestern Abend das erste Mal wieder ohne Pflegeschwestern. Mit Schwester Regina so abgesprochen. Für mich eine grosse Erleichterung. Lieber später ins Bett, dafür habe ich meine Ruhe und auch Mami. Ich hoffe, dass dieser Zustand möglichst lange andauert. Es muss eine Lösung gefunden werden auf privater Basis. Schwester Regina wird wie gewohnt so jede Woche 1 - 2x vorbei kommen.
Heute hat Mami den ganzen Nachmittag geschlafen. Ins Bett ohne Schwierigkeiten.

Dienstag 30. Nov.
Die Tage gehen in einem gleichmässigen Rhythmus vorbei. Einmal gut, dann wieder schlecht. <u>Aber ich bin glücklich, wieder ohne Hilfe zu leben.</u> Wenn es schlecht geht, habe ich Frau Brunner.

Gestern ist es wieder umgefallen in der Stube. Ich war in der Küche, hörte etwas und dann lag es mit umgefallenen Stühlen am Boden. Heute war es widerspenstig und aggressiv, ganz im Gegenteil als gestern, wo es ein lieber Schatz war.

Am Sonntag waren Erika und Hans da, so konnten wir mit Mami eine kleine Tour machen.

Donnerstag 2. Dez.

Gestern und heute genau das gleiche Verhalten. Schlafen bis halb 1.00h dann mühsam aufstehen, Mittag essen und dann wieder auf dem Sofa weiterschlafen. Schlimm ist, dass ich es nicht gut betten kann, es liegt in ganz ungemütlichen Stellungen. Gestern wurde es 19.45h und heute 18.30h bis es im Bett war. Zum Verwundern geht es gut bis sehr gut die Treppe hinauf, aber vom Sofa zum Tisch ist es schwierig.

Samstag, 4. Dez.

Mami scheint in einen festen Rhythmus eingelenkt zu haben. Schlafen oder doch im Bett liegen so bis halb 1.00h. Das Aufstehen zieht sich aber in die Länge, so dass es halb .002h wird, bis es munter ist. Die Treppe runter will es nicht mehr. Ich muss es rutschen. Nach dem Essen - es isst gut - geht es bald wieder schlafen. Das Aufstehen vom Sofa macht Mühe, aber nachher geht alles gut.

Montag 6. Dez.

Der Tag von grosser Entscheidung. Das Schlafzimmer wird zum Krankenzimmer. Die Entscheidung drängt sich auf und ist definitiv. Mami ist nun ein Bettpatient. Schwester Regina ist massgeblich daran beteiligt. Mit der Praktikantin, Schwester Monika, bringt sie eine elektrische Kopfstütze, um für Mami und mich Erleichterung zu schaffen. Dann eine Untermatratze in 3 Teilen. Diese werden für Langzeitpatienten und Rückengeschädigte verwendet. Dann noch ein Rolltisch. So ausgestattet hoffen wir Mami möglichst lange daheim behalten zu können. Die Miete von ca. Fr. 40.- pro Monat liegt drin.

Dienstag 7. Dez.

Mami fühlt sich wohl und ich bin begeistert. An ein Treppensteigen ist nicht mehr zu denken. Der Umschwung hat zugeschlagen.

Mittwoch 8. Dez.

Mami schläft meistens. Am Nachmittag lege ich mich auch zu ihm. Beide schlafen wir fest. Frau Brunner kommt zur Kontrolle, geht aber wieder, da sie uns so vorfindet. Ich glaube dass sie beeindruckt war. Am zweiten Mal bin ich dann erwacht und auch Mami. Der Gang ins Badzimmer ist für Mami beschwerlich, wie lange kann sie das noch machen?

Mittwoch 22. Dez.

Lang ist es seit der letzten Eintragung, Grund: Ich bin einfach am Abend fertig und die anderen Schreibarbeiten haben Vorrang.

Bei Mami ist eine totale Veränderung eingetreten, es ist eine Bettpatientin geworden. Das Verhalten weicht von Tag zu Tag im Verhalten ab, aber es ist ans Bett gebunden. Mit Mühe kann ich es noch ins Badezimmer begleiten. Was schwer wiegt ist, dass sie sich in jeder Situation fallen lässt. Das Aufstellen macht natürlich Mühe. Seit 5 Tagen gebe ich ihr auf Anraten von Dr. W Haldol, welches ich noch vorrätig hatte. Am 20. Dez. war es ganz schlimm. Vom Bett rutschte sie auf den Boden, beim Gehen liess sie sich fallen, beim WC wollte sie auch auf den Boden sitzen, usw.
Doch heute war es lieb, schlief viel. Ich konnte ihr die Haare waschen, ohne dass sie murrte. Aber nachher schlief sie wieder ein, ohne Nachtessen. Mit dem Wasser ist es sehr gut. In der Nacht ohne aufstehen. Für mich ist es eine Mehrbelastung, besonders weil sie schon 2 x aus dem Bett gefallen ist. Dazu kommt die moralische Belastung. Aber ich habe viel moralische Unterstützung von Frau Brunner, Vreni Schneider, Kati Widmer. Nur von seiner Freundin Berti von Almen sieht man nichts. Morgen werde ich ein Geländer am Bett montieren. So werde ich versuchen mit der Situation fertig zu werden.

Sonntag 25. Dez.
Weihnachten ist vorbei. Viele Worte und Sprüche wurden gemacht. Doch die Realität ist anders. Millionen leiden, hungern und frieren. An all das denke ich, wenn ich alleine mein Mami pflege. Wir haben ein warmes Heim, es fehlt an nichts, wir könnten glücklich sein. Könnten, wenn es nicht Stunden gäbe, wo alles nichts nützt. Allein mit Mamis Krankheit. Das wird manchmal schwer. Gerade in diesen Tagen. Meine Kraft und Liebe prallen an eine Mauer. Widerstand bis zum letzten. Was ist da einer allein, wenn der Patient sich gegen alles wehrt, statt etwas mitzuhelfen. Dazu dieses Röcheln und Stöhnen, als würde man es zur Schlachtbank führen. Das zerrt den letzten Nerv aus. Wenn alles vorbei ist, dann kommt wieder die Seligkeit, in die Kissen gebettet, den Teddy in den Armen.

Ja, nicht vergebens drücken sich alle um diese Momente, wo sich die Krankheit offenbart. Man will nicht dabei sein, dort wo alles versagt.

1994

Samstag 1. Jan.
<u>Das alte Jahr hat ausgedient, es war wirklich alt und verbraucht. Nun liegt es an mir, etwas Rückschau zu halten und sich ein paar Gedanken zu machen.</u>
Vorab steht natürlich Mami. In diesem Jahr ist viel passiert. Eine grosse Veränderung hat stattgefunden. Nachdem die Situation fast 2 Jahre stagnierte, ging es in dem Jahr rasch bergab.

Wie war die Situation noch im Frühling: Wilderswil stand noch etliche Male auf dem Programm ca. 1 ½ Std. Noch hatte Mami keine Beschwerden. Wer uns nicht kannte, glaubte kaum, dass das eine Frau mit einer unheilbaren Krankheit wäre. In Matten waren wir zu einem Begriff der Hilfsbereitschaft geworden. Dann im Sommer liessen die Kräfte nach. Noch waren wir jeden Tag 1 – 1 ½ Stunden unterwegs, aber der Radius unserer Ausflüge wurde kleiner. Bald war die Höhe für uns zu weit. Im Okt. machte sich eine starke Schwäche bemerkbar. Eine zweite Person wäre sehr nützlich gewesen. Aber wer gibt sich schon her, um mit einer kranken Frau auf die Strasse zu gehen. „Keine Zeit" ist für mich nur die Entschuldigung für „ich will nicht".

Dann Ende Okt. kam der grössere Schlag, das Ende der Spaziergänge. Dann kam das grosse Hindernis die Treppe. Auf einmal ging es hinauf noch besser als hinab. Ich glaube es war eine Angst die Mami überfiel. Bald war auch das vorbei und ich musste anfangs Dezember Mami in unser Pflegezimmer verlegen. Schwester Regina war uns sehr behilflich. Ein Nachtstuhl, ein Krankentisch, spezielle Matratzen und elektrische Kopfkissen-Verstellung. Das war wohl die grösste Erleichterung für uns beide. Mami geniesst es jeweils, wenn es so sanft aufgerichtet und wieder gesenkt wird.

Nun kam der Tag, wo ich Mami nicht mehr allein betreuen konnte. Frau Brunner stellte sich spontan zur Verfügung. So kam sie die letzten 14 Tage 3 x im Tag um Mami aufzunehmen, waschen und an den Tisch zu setzen und am Abend wieder ins Bett zu legen. Mit grosser Hingabe half sie mir die Krise zu überwinden.
Nun kam der Tag, wo wir uns die Hilfe der Heimpflege sichern mussten. So wird ab <u>Montag, 3. Januar, Frau Witschi die Heimpflege übernehmen.</u> Frau Brunner wird aber weiterhin als Aushilfe und Beraterin beistehen. So hoffen wir, Mami noch recht lange daheim betreuen zu können. Ich hüte mich Scheuklappen anzuziehen, denn die Krankheit wird weiter ihren Lauf nehmen und der Tag wird kommen, wo wir sie halt doch in ein Heim geben müssen.

Eines möchte ich feststellen, die Pflege von Mami ist vielleicht aufwendig, aber es ist etwas Schönes und Beglückendes. Die Liebe wächst noch im Alter.

Montag 3. Jan.
     Beginn der Heimpflege von Frau Witschi. Sie wurde von Frau Brunner eingeführt. Wir beide haben einen guten Eindruck und sie gibt sich Mühe. Mami akzeptiert sie sofort. Natürlich hat sie bei gewissen Hilfeleistungen noch etwas Mühe.

Für mich hat nun der programmierte Tag begonnen. Es wird sicher eine Weile brauchen bis ich mich an das gewöhnt habe. Bis jetzt hatte ich doch noch eine gewisse Freiheit. Nun heisst es am Morgen um halb 9.00h und am Abend um 6.00h da zu sein. Dazu das ewige Föhnwetter, das mich manchmal total durcheinander macht.

Dienstag 4. Jan.

Heute Morgen ging alles glatt über die Bühne. Sogar laufen konnte Mami, aber am Mittag und am Abend ging es wieder sehr mühsam. Ich habe den Eindruck, dass Mami gut zurechtkommt. Heute hatte es wieder viel geschlafen.

Donnerstag 13. Jan.

Eigentlich wäre ein Eintrag schon länger fällig gewesen. Aber ich schiebe alles vor mich hin, morgen ist ja auch wieder ein Tag. Die Arbeitsteilung Frau Brunner – Frau Witschi hat sich gut eingespielt. Frau Witschi gibt sich sehr Mühe und wird von Mami voll anerkannt und sicher auch geschätzt. So läuft alles in einem gewissen Rhythmus ab. Am Morgen um halb 9.00h kommt Frau Witschi, aufstehen, WC, waschen, einpudern, laufen und wieder ins Bett. Das Morgenessen ist verschieden. Einmal geht's – am nächsten Tag nicht. So richten wir auch das Mittagessen ein. Je nach dem um 12.00h oder dann halb 2.00h. Da hilft Frau Brunner. Um 6.00h wieder Frau Witsch und Nachtessen im Bett. Die Nacht schläft Mami durch. So hat sich auch meine psychische Verfassung gefestigt.

Sonntag 16. Jan.

Heute hat auch Mami Sonntag. Es war so richtig ein Schatz. Am Morgen Frau Brunner, da Erika Hessel wegen Grippe absagte. Mami liess sich gerne waschen und hatte Freude am Laufen. Da Frau Brunner gerne Skifahren ging, machten wir am Mittag einmal Pause. Es ging sehr gut, es schlief viel. Am Nachmittag war ich bei ihm im Bett. Am Abend kam Käti Widmer. Mami erwachte bald so richtig, liess sich waschen und konnte auch gut laufen. Und Hunger hatte es auch. 4 Spiegeleier verschwanden ohne Mühe. So hatte ich einen erfüllten Tag, ganz fürs Mami. Während Tausende sich an der Wintersonne tummelten, hatten wir zwei einen schönen Tag daheim.

Mittwoch 19. Jan.

Ein kalter Tag, das Barometer steigt und somit auch Mamis Gemütszustand. Am Morgen noch etwas passiv, aber am Mittag und am Abend zeitweise sehr lustig. Das Laufen macht ihm Spass. Somit sind wir alle zufrieden.

Sonntag 23. Jan.

Die letzten 3 Tage war Mamis Verhalten sehr positiv. Es half beim Aufstehen, beim Gehen machte es Fortschritte und war sehr aufgelockert im Gespräch. Wenn nicht diese furchtbare Krankheit da wäre, so würde man sagen, es geht wieder aufwärts. Aber heute zeigte es sich, dass das nur eine Laune der Krankheit war. Noch war es lieb, aber schlief fast den ganzen Tag. Das Nachtessen blieb aus und der Schlaf siegte wieder über Mami. Auch ich wurde in diesen Stimmungswandel mitgerissen. Das Verhalten von Hans und Vreneli drücken auf meine Moral. Heute Abend bin ich psychisch erledigt. Allein mit einem kranken Mami, das ist schwer. Morgen kommt wieder Frau Witschi, so hoffe ich auf eine Besserung. Sie bringt wieder Humor ins Haus. Aber das bekämpft nur das Symptom - nicht den Grund!

Donnerstag 27. Jan.

Schon ist der Januar bald zu Ende. Es geht rasch und das ist gut. Für morgen ist Sturm und Schnee angesagt. Eigentlich merkwürdig, dass Mami keine Reaktionen zeigt. Es ist wie in den letzten Tagen lieb und fröhlich, schläft viel und macht gerne Spass. Fast ist es für mich irgendwie beängstigend, diese Freude an Mami und den ganzen Betrieb mit Frau Witschi. Ist es Wirklichkeit oder eine fata morgana? Dieses Team das wir heute bilden passt so gut zusammen, dass es fast nicht zu glauben ist. Frau Witschi macht alles so gut und mit so grosser Freude dass es alle mitreisst.

Gestern lud ich die zwei Frauen zum Kaffee ein. Vier am Tisch im Schlafzimmer. Wie strahlte da Mami als es die 2 Kuchen sah, die ich extra gebacken hatte. Etwas von „Papi häts gmacht" kam über seine Lippen. Und es hat gegessen, wie immer wenn Besuch da ist. Bei all der Freude kommen immer die Wermuts-Tropfen: das Verhältnis zu unseren Kindern. Warum sind sie immer auf Distanz? Warum kann kein offenes Gespräch geführt werden? Sind wir, Mami und ich, allein schuld? Ist es da eine offene Frage, wenn ich die Beiden bald lieber nicht mehr sehen möchte. Es ist doch alles Theater. Aber nicht grübeln, ich freue mich jeden Tag an Mami, solange es noch so bei mir ist. Aber die Gedanken, wie geht es im Spital, kommen halt immer wieder. Was ich im Sommer so erlebt habe, kann ich halt nicht vergessen. Sollte es wieder soweit kommen? <u>So ist das Leben eines Alzheimer-Betreuers – man leidet und freut sich mit dem Kranken.</u>

Montag 31. Jan.

Das Konzept Heimpflege-Gemeindeschwester ist nun Wirklichkeit. Gestern war die Stellvertreterin von Schwester Regina zum 1. Mal im Dienst. Somit wird an Sonntagen die Betreuung durch die Gemeindeschwester sichergestellt.
Mami ist in letzter Zeit wirklich ein Schatz. Frau Witschi ist die ideale Pflegerin und beide verstehen sich gut. Heute zum Beispiel hatten wir fast ein Varieté. Mami auf dem WC, Frau Witschi und ich auf dem Duschrand. Mami gab uns sowas wie einen Vortrag. Alle drei lachten wir, es war so richtig ein Gaudi. Auch der anschliessende Rundgang zum „Tierpark" verlief in bestem Einvernehmen. Die tägliche Kaffeepause mit Frau Brunner ist eine richtige Bereicherung in Mamis und meinem Leben. So hoffe ich, dass Mami noch recht lange in diesem Zustand bleibt.

Dienstag 1. Februar

Ein herrlicher Frühlingstag durften wir erleben, bis +10°. Scheinbar spürte das auch Mami. Es war heute den ganzen Tag ein Schatz. Plauderte und lachte, besonders mit Frau Witschi. Und laufen fast wie vor einem Monat. So ist es ein wahres Vergnügen Mami zu pflegen. Aber dann ist es auf einmal müde und muss wieder schlafen.
Frau Witschi und ich tun alles, um Mami das Leben lebenswert zu machen. Und wir Drei glauben, dass Mami das auch spürt und dementsprechend lieb und dankbar ist.

Samstag 12. Februar

Unser Leben geht in gleichem Rhythmus weiter. <u>Alle Beteiligten tun ihr Möglichstes um Mami das Leben zu erleichtern, und es dankt uns mit Liebe – Freude – Humor.</u> Heute war wieder „grosse Wäsche". Mami scheint das zu gefallen und zu zweit ist es uns ein Vergnügen. Haare waschen und duschen, pudern und massieren und Mami ist glücklich. Mit allen Pflegerinnen ist es lieb und manchmal lustig. Am Dienstag den 8. 2. musste ich notfallmässig einen Katheter einsetzen lassen, was in mir ein moralisches Tief bewirkte. Auch wenn es keine Tragödie ist, so war einfach alles zusammen für mich zu viel. Aber Frau Brunner machte mir Mut, so dass ich damit fertig wurde. Ab heute ist Frau Erika Hessel als Ersatz für Frau Brunner im Einsatz. Noch muss sie sich einarbeiten. Die 2 Enkelkinder, die sie mitbringt, machen Mami offensichtlich Freude. Denn beide befassen sich gut mit Mami. Auch ein Teddy und ein Bäbi, welche die Kinder mitbringen, weckt Mamis Interesse.

Sonntag 27. März

Ein aussergewöhnlicher Rückstand der Eintragungen. <u>Was ist passiert: Als erster Faktor ist wohl die Einlieferung von uns beiden ins Spital, 24. Februar, zu werten.</u> Austritt Spital 8. 3. 94. Vor und nach dem Spitalaufenthalt war ich in einer labilen Verfassung, die vieles in mir lähmte.
Nun ist auch die grosse Frage gelöst: Wie verhält sich Mami im Spital und dann wieder zu Hause. Diese Frage hatte uns alle beschäftigt. Mit grosser Erleichterung kann ich heute festhalten: es ist gar nichts passiert. <u>Mami nahm die Verschiebung als selbstverständlich hin.</u> Gemütsbewegungen konnten keine festgestellt werden. War meine Anwesenheit schuld? Diese Frage bleibt offen. Die Betreuung durch die verschiedenen Schwestern liess Mami ohne jegliche Einwände über sich ergehen. <u>Ich möchte da aus meiner Sicht sagen: Ihm ist es gleich, wer es betreut, wenn nur alles richtig geht.</u>

Wenn das stimmt, so ist Mami in einen Zustand der Gelassenheit oder auch Gleichgültigkeit getreten. Dieser Zustand wäre für mich und die Pflegerinnen von grossem Vorteil.

Als Medizin gab es nur eine Pille für die Blase, da das Wasser immer noch Bakterien aufwies. Dann die grosse Hilfe für alle: ein Mittel das die Verkrampfung bei der Pflege weitgehend ausschaltet. Diese Pillen resp. Kapseln Sirdalud NR 6mg. Wander wird es noch längere Zeit nehmen müssen. Nebenwirkungen habe ich bis jetzt keine bemerkt. Als ich im Spital wieder einigermassen beieinander war, bin ich mit Mami im Rollstuhl 2 x ausgefahren, was es sehr schätzte.

Dass es am Treiben draussen sehr interessiert ist, kann ich daheim immer wieder beobachten. Seit dem 19. Februar schlafen wir nun im Parterre. Dazu haben wir ein Spitalbett, was vieles erleichtert. Auch diese Verlegung hatte auf Mami keinen spürbaren Einfluss. Für die Pflege haben wir nun 2 Frauen. Frau Witschi und neu Frau Aemmer. Die Beiden sowie am Mittag Frau Brunner machen die Sache so gut, dass es für mich und Mami überhaupt keine Probleme gibt. Eines muss ich hier festhalten. Vieles deutet darauf hin, dass Mami sich bewusst ist, dass es daheim ist und dass ich der Papi bin. So hat sie vor ein paar Tagen Frau Brunner gesagt: „das isch mi Bapa". Was für mich sehr wichtig ist, Mami schläft viel und wenn es wach ist, so ist es einfach ruhig. Es wird im Tag 3 x aufgenommen, am Morgen waschen, am Mittag zum Tisch, und am Abend aufs WC. Dazu kann es jedes Mal laufen, was mit sichtlicher Freude gemacht wird. So kann ich hoffen, dass wir in nächster Zeit mit ihm auch vor dem Haus ein paar Schritte gehen, und auf jeden Fall mit dem Rollstuhl ausfahren können. Ich werde nun versuchen, wieder vermehrt mein Tagebuch zu führen.

Ostersamstag 2. April

Heute kann ich ausnahmsweise nur Erfreuliches berichten – trotz den vergangenen Tagen, die allerlei brachten, haben die 2 letzten Tage alles aufgewogen. Gestern, am Karfreitag, hatten wir Familientreff. Alle 8 waren am Tisch. Mami stand im Mittelpunkt. Ich glaube, dass nun alle erfasst haben, dass ich keine leichte Aufgabe habe. Alle bemühten sich um Mami, das natürlich diese Aufmerksamkeiten genoss. Wir hatten es am Mittag und am Abend bei Tisch und es war interessant zu sehen, wie Mami am Geschehen teilnahm. Das stärkt meine Überzeugung, dass einfach mehr in ihm steckt als man so oberflächlich zu sehen glaubt. Ich hoffe, dass dieses Treffen die Gemeinschaft etwas stärken werde. Zu vermerken ist, dass Vreneli mit ihrem Vincenzo das erste Mal in der Familie war.

Ostersonntag 3. April

Ein historischer Tag. Heute war die erste Fahrt mit dem Rollstuhl – ein Moment, auf den ich mich sehr gefreut hatte. Mit Hilfe von Walter und Jytte ging alles glatt über die Bühne. Es war kalt, aber sonnig, so dass es doch angenehm war. Ja, wie Mami diese Fahrt genoss. Um ein Boden für das Trittbrett zu bekommen, haben wir bei Witschis' eingekehrt. Und Herr Witschi kam bald mit einem passenden Brett und alles war in Butter. So kann es nicht mehr mit den Füssen am Boden schleifen. Am meisten Freude zeigte Mami als wir wieder in der Küche ankamen. Wie es lachte und sein glückliches Gefühl zeigte. Da können wir nur hoffen, dass es noch ein paar schöne Tage gibt, so dass wir zusammen mit Mami glückliche Stunden erleben dürfen.

Freitag 15. April

Mein letzter Eintrag ist der 3. April - also schon sehr lange her. Die Gründe sind eindeutig: Die Operation ist nicht schadlos an mir vorbei gegangen. Die Müdigkeit ist enorm. Dazu die Venenentzündung, die viel Schmerzen bereitet, was sich psychisch auswirkt. Das schlechte Wetter gibt dem Ganzen noch den letzten Schub. So bin ich Abend für Abend einfach fertig. 12 Stunden Arbeit ist scheinbar für 81 Jahre etwas zu viel, wenn die Jungen von Ueberlastung nach 8 Std. sprechen. So habe ich nur das Allernötigste aufgeschrieben. Der Wille wäre schon da gewesen, aber wenn Feierabend war, war auch die Energie verbraucht.

Zu Mamis Zustand ist eigentlich nicht viel beizufügen. Es ist weiterhin lieb und schläft viel. Es ist, wie man sagt „pflegeleicht". Medizin nur Sirdalud MR 6mg.
Heute Abend eine grosse Überraschung. Als wir das übliche Gehen übten, wollte sie plötzlich die Treppe rauf. 2 Tritte liessen wir sie gewähren, aber dann kehrten wir um. Sicher wäre sie hinauf gegangen, aber wie kommt sie wieder herunter? Denn das sind nur so Geistesblitze und die sind schnell vorbei.
Der Aufzug für den neuen Fahrstuhl von der IV ist nun auch fertig.
Seit Walters Heimkehr war es immer ein richtiges Winterwetter, kalt und nass. Für mich ist Mamis Pflege wie seit jeher ein Dürfen. Es ist einfach mein Mami, für das ich alles einsetze.

Samstag 16. April

Heute ist ein ganz besonderer Tag, das muss ich unbedingt zu Papier bringen. Erstens ist es eine Woche her, dass Walter und Jytte wieder abgereist sind. Eine Woche brachten sie Leben und Hilfe ins Haus. Walter war mir eine grosse Hilfe für Mami, das ihm scheinbar sehr am Herzen liegt. Wenn die beiden auch Mehrarbeit brachten, so war ihr Aufenthalt doch positiv. Zum zweiten ist Frau Witschi ab heute für 14 Tage in den Ferien, so dass ich mich mit Frau Aemmer begnügen muss. Meine Gesundheit verlangt dringend nach 2 Heimpflegerinnen, da ich zeitweise total verbraucht und dringend ruhebedürftig war. Nachdem nun die Venenentzündung am linken Fuss stark zurückgegangen ist, kann ich mit einer Helferin auskommen.

Aller guten Dinge sind drei. So war heute Mamis Zustand eine grosse Überraschung und für mich wie ein grosses Glück. Schon am Morgen war es gut aufgelegt, war redsam und das Laufen klappte erfreulich. Am Mittag kam die erste Überraschung. Als ich nach dem Essen mit Abwaschen beschäftigt war, stand Mami auf einmal am Tisch, ganz allein aufgestanden. Sofort nahm ich mich ihm an und wir machten einige Kehrli in den Zimmern. Dann frage ich: „Mami wollen wir ein wenig hinaus?" Das war das Signal zum Gehen. Ich spürte wie es sofort Willens war. Also Mantel anziehen, das Kopftuch wollte es selbst umbinden, aber es blieb beim Versuch. Dann voll angezogen zur Tür hinaus, ohne Hemmung die Treppe hinab, 5 Tritte. „So jetzt Mami gömmer zur Frau Brunner", Gartentor auf und auf der Strasse Richtung Brunner. Es ist zu vermerken, das ja um diese Zeit Frau Brunner kommt, um Mami wieder ins Bett zu tun. Zweimal läuten, aber es war niemand zuhause, also umkehren und wieder heim. Alles ging, als wäre das alltäglich. Beim Haus angelangt, kommt Frau Brunner von den Kommissionen und war natürlich überrascht und staunte. Die Treppe hinauf und wieder war Mami glücklich daheim. Nun kam das übliche WC und waschen und dann ins Bett. Wer glaubt, Mami sei nun müde, hat sich geirrt, da war noch herzlich wenig von schlafen. Am Abend hatte es scheinbar Hunger und genoss das Butterbrot mit Kaffee. Doch Schlaf meldete sich noch nicht, so dass ich mich entschloss, noch ein wenig zu ihr ins Bett zu gehen, bis es dann einschlafe. Denn Liebe und körperliche Nähe bewirken bei ihr ein Schlafgefühl. Nun bin ich also am Schreiben derweil es 22.00h geworden ist. Nun ist das ein Einzelfall, oder kann sich das wiederholen? Alles Fragen, die im Raum hängen bleiben. Aber es stärkt mein Wille, alles für Mami einzusetzen, es bezahlt es mit Liebe – Freude. So lebe ich ein Leben total für Mami. Das gibt mir ein Gefühl von Glück und Zufriedenheit.

Sonntag 17. April

Heute ist ein Tag zum Schlafen. Nebst Kochen und dringender Arbeit wohl die Hauptbeschäftigung.
Mami war den ganzen Tag gut aufgelegt. Während ich mit Vreneli telefonierte, hat es sogar ein Lied angestimmt, was schon lange nicht mehr vorgekommen ist. Die Betreuung zusammen mit Frau Aemmer scheint gut zu werden. Wenn ich recht sehe, so passt ihr meine Mithilfe und wirkt sich positiv aus.

Donnerstag 21. April

Ein Lichtblick beim Wetter und bei Mami. Zum zweiten Mal war es mit Freude sofort bereit, „use ds'gah". Merkwürdig wie es sofort bereit ist, wenn ich es frage, „wei mir use ga laufe". Kein Widerstand beim Anziehen, Treppe ab und auf die Strasse, als wäre das alltäglich. Und die Freude, als wir zu Frau Brunner hinunter laufen konnten. Es strahlte und lachte und wollte ins Haus und wohl die Treppe hinauf. Doch das durften wir nicht eingehen, denn auf einmal können die Kräfte versagen. Jedenfalls hatte es genug von diesem Ausflug.

- *Hier erwähne ich die **Vereinbarung** vom 2. 5. 94 mit den 3 Frauen der Heimpflege. Die Frauen übernehmen die Pflege von Mami und sprechen sich dabei gegenseitig ab.*

Sonntag 1. Mai

Mit dem um einen Monat zurückgestellten Frühling ist auch bei Mami eine erstaunliche Wende eingetreten. Nach dem ich den Aufzug fertig und funktionsfähig erstellt habe, braucht ihn Mami nicht mehr. Auf einmal hat es entdeckt, dass man ja auch laufen kann. So geht es mit Hilfe von 2 Personen Treppe auf und ab und draussen macht es seine 500m. mit Freude. Das Glück bei uns 4 Beteiligten ist dementsprechend gross. Die gute Pflege, die Liebe und Geduld zahlt nun Mami doppelt zurück. Frau Witschi ist nun 14 Tage in den Ferien gewesen und ist in dieser Zeit vollumfänglich von Frau Aemmer abgelöst worden. Ich glaube nicht fehl zu gehen, wenn ich sage, Mami hat diese zwei Herzen erobert. So teilen die Beiden die Arbeit unter sich auf und am Mittag kommt Frau Brunner wie gewohnt. So ist für alle Beteiligten eine glückliche Arbeit gewährleistet. Meine Sorge war, wie kommt Mami durch den Winter und nun diese positive Überraschung!

Freitag 6. Mai

Ich bin glücklich heute nur Erfreuliches schreiben zu können. Die schönen Tage die den Frühling ankünden, haben sich auf Mamis Verhalten positiv ausgewirkt. Unser Programm sieht, mit kleinen Verschiebungen, wie folgt aus:

Am Morgen um 8.00h bekommt Mami das Morgenessen: Flocken mit geraffeltem rohem Apfel, Hüttenkäse, ein 2-Minuten-Ei, Butterbrot mit Milch und zum Tunken Kaffee. Um halb 9.00h kommt Frau Witschi, macht Morgentoilette und etwas laufen. So um 09.20h verlässt sie das Haus. Um 12.00h kommen Frau Aemmer oder Frau Brunner, Mami aufnehmen, anziehen und zum Tisch setzen. Das Mittagessen nimmt Mami stets am Tisch ein.

Um halb oder ein viertel vor 2.00h dann der grosse Ausflug. Wie schon erwähnt, brauchen wir den Aufzug nicht mehr. Freudig kommt Mami mit zur Türe, die kleine Treppe hinunter und los geht es. Heute zum Beispiel machten wir zwei Mal die Strecke Kesslergasse – Malerei v. Almen, Alte Unterdorfstrasse und wieder heim. Zwischen beiden Gängen ging es mit dem Rollstuhl übers Feld, zu Frau Witschi grüezi sagen, dann nach Wilderswil und wieder heim. Das Erstaunliche, kein bisschen müde. Zuerst auf Toilette und dann ins Bett, bis 6.00h Uhr, wo es dann von Frau Witschi fürs Bett bereit gemacht wird. Wenn das so weiter geht, können wir auf einen angenehmen Sommer hoffen. Aber Vorsicht – keine falschen Hoffnungen!

Montag 9. Mai

Das Wetter bestimmt das Leben von Mami. Da es immer regnerisch und kalt ist, können wir nicht viel unternehmen. Gestern Sonntag ganzer Tag im Bett und schlafen. Heute erlaubt es das Wetter, dass wir einen Rundgang Baumgartenstrasse machen konnten. Rüstig zog Mami aus, aber sicher war es froh, dass wir wieder daheim waren. Gerne ging es wieder ins Bett. Aber eines ist auffällig, es ist lieb.
Eines muss ich hier festhalten: Die Krankengeschichte von Mami wird so langsam aber sicher auch die Geschichte seines Betreuers. Die Müdigkeit ist mein steter Begleiter. War ich heute eigentlich gut beieinander, so war ich am Abend wieder fertig. Von Reserven keine Rede. Ich will versuchen durchzuhalten, ob es gelingt wird die Zeit zeigen.

Auffahrt 12. Mai

Mamis körperlicher Zustand deutet nach oben. Nun konnten wir jeden Tag einen kleinen Ausflug zu Fuss machen und dann Rollstuhl fahren. Es ist erstaunlich, wie es sich freut, wenn wir von Ausfahren und Laufen reden. Die kleine Treppe beim Eingang macht ihm etwas Mühe, es hat Angst. Besser geht es hinauf.

Heute war Vreneli da und ich glaube Mami hat sich doch gefreut. Wir machten wieder den gewohnten Kehr und dann mit dem Rollstuhl über den Flugplatz. Das Wetter war leider trüb und kühl, aber Mami war sichtlich glücklich.

Freitag 13. Mai

Heute scheint Mami einen ganz besonderen Tag zu haben. Schon am Morgen war sie etwas aggressiv und am Mittag kam die Überraschung. Während ich am Abwaschen war, stand sie ganz allein auf und ich musste aufpassen, dass sie nicht davon lief. Der gewohnte Rundgang Post – Baumgartenstrasse machte sie spielend.

Und die Fahrt über die Höhe genoss sie richtig. Ein Tag der falsche Hoffnungen wecken könnte. Woher diese Kraft?

Samstag 14. Mai

Die Hoffnungen sind schon wieder zerstört und Mamis Verhalten gerade das Gegenteil von gestern. Es schläft viel, am Mittag legte ich es allein ins Bett, weil es nur schlief. Mit Frau Brunner machten wir dann doch den Baumgarten-Kehr. Aber es war sichtlich müde, so dass wir es wieder ins Bett legten. Wenn es nicht schlief, so lag es apathisch im Bett und starrte an die Decke. Zum Glück hatte es Appetit und genoss das Essen. Ist der starke Föhn schuld? Leider kann es am Abend kein Wasser lösen, so dass es heute Morgen richtig nass war. Das ganze Bett auswechseln.

Pfingstmontag 23. Mai

Seit meiner letzten Eintragung vom 14. 5. sind ganz grosse Veränderungen eingetreten. Wenn ich von Anfängen in Sachen Laufen schrieb, so kann ich heute grosse Fortschritte melden. Ausgenommen von zwei Regentagen waren wir jeden Tag unterwegs. Es hat sich ein gewisser Modus eingespielt. Nach dem Essen, so um halb zwei machen wir zusammen mit Frau Brunner oder Frau Aemmer den Baumgarten-Kehr u. dann ca. 1 ½ Std. Rollstuhlfahren. Mami freut sich jeweils gewaltig und ist auf einmal ein ganz neues Mami. Gestern mit Frau Aemmer laufen im Feld. Mami war fast wie neu geboren, hatte Freude und lachte viel. Dann noch 1 ½ Std. mit dem Rollstuhl. So macht sie uns Allen grosse Freude.
Doch heute bot sie das Maximum. Frau Brunner anerbot sich, mit uns im Auto nach Bönigen zu fahren, um dort am See zu spazieren. Schon das Einsteigen war eine grosse Überraschung. Eigentlich nur mit den Füssen nachhelfen. Das Aussteigen ebenso. Und dann der Spaziergang am See. Alles nahm Mami auf und freute sich an den Enten, eine mit 6 Jungen. und den 2 Schwänen mit 1 Jungen. Das Benehmen liess wenig von der schweren Krankheit ahnen. Wir machten sie auf alles aufmerksam und sie schien sofort zu verstehen. Nach wohl so 1 ½ Km. waren wir wieder beim Auto. Es merkte sofort: jetzt muss ich wieder einsteigen. Daheim stieg es ohne Schwierigkeiten wieder aus und die Treppe hinauf ins Haus. Alle drei waren wir sichtlich überrascht, wohl am meisten Mami.

Nun kommt noch eine Überraschung. In einem Redeschwall erzählte Mami Frau Witschi von ihrem Erlebnis-Spaziergang am See, kleine Entlein, die es mit den Händen zeigte: „so chliiini". Statt einen Bremser zu machen, wurde es nicht fertig mit erzählen. Leider war natürlich vieles unverständlich, aber bei gutem Hinhören war es eine Sensation. Das Ganze zeigt, dass man nicht aufhören darf, ihm alles zu zeigen. Und eben Kopf und Glieder zu gebrauchen. Ein Tag, der Hoffnungen für den Sommer weckt!

Samstag 16. Juli

Fast genau 2 Monate sind seit meiner letzten Eintragung verflossen. Der Grund ist einfach: Die Tagesabläufe sind nach Modell zugeschnitten. Mami hat einen grossen Schritt nach vorn gemacht. Laufen und Rollstuhlfahren sind bei ihm programmiert. Ausgenommen an Regen- oder kalten Tagen halten wir uns an dieses Programm. Normalerweise um 2.00Uhr 1 Std. laufen, anschliessend ca. 1 ½ Std. Rollstuhlfahren. Aber bei heissem Wetter wie heute um 30° haben wir die aktive Zeit auf den Abend verlegt. 1 Std. laufen, mit an- und ausziehen sind es 1 ½ Std. Heute war es erstaunlich gut aufgelegt. Nur der Rückweg war etwas harzig. Aber eines ist sicher, es wartet auf den Moment wo es heisst: laufen.

Gestern Freitag, 15. 7., waren wir mit Marcel zu Hans Jost gefahren. Das war wieder etwas für Mami. Erstens fährt es gerne Auto und zweitens liebt es die Geselligkeit. Und gerade letzteres will ich Mami so viel wie möglich bieten. Mein Wunsch ist einfach, ihm so viel Schönes wie möglich zu bieten. Und es verdankt mir alles – mit seiner Liebe und Freundlichkeit.
Körperlich ist es gesund und sieht gut aus. Die einzige Medizin sind die Kapseln gegen die Verkrampfung, welche sich zurzeit im Rahmen hält. Auch an die Körperpflege hat es sich gewöhnt und ist jeweils glücklich wieder ins Bett zu gehen.
So hoffe ich, dass es weiter so geht – dass es noch weitere Fortschritte macht.

Montag 1. Aug.
Der heutige Eintrag bezieht sich weniger auf Mami, sondern er wiederspiegelt meine heutige Verfassung. Mamis Zustand ist stabil. Die Pflege ist für mich die Erfüllung des Lebens im Alter. Da ich immer mehr ins Abseits gedrängt werde, gibt es ein Vakuum zu Mami, was sich heute Abend klar zeigte.
Am Nachmittag ging ich mit ihm trotz zweifelhaftem Wetter auf die Höhe um den Umzug zu schauen. Aber bald setzte der Regen ein und dauerte bis am Abend. Da ich vorgesorgt hatte, tat uns der Regen nichts. Es war für mich ein glückliches Gefühl zu sehen wie Mami alles verfolgte. Zuhause angekommen hatte es fast ein Lachanfall. Vermutlich hatte es Freude wieder daheim zu sein.

Am Abend war am Fernsehen die 1. Augustfeier aus San Vitale/TI. Ein tolles Programm war angesagt, mit Musik, Unterhaltung und Beiträgen von Auslandschweizergruppen. Als ich aber die Gegend vom Mendrisiotto sah, war es mit mir geschehen. Die Erinnerungen an die schönen Tage mit Mami in dieser Gegend waren für mich zu viel. Diese Zeiten im Vergleich zu heute, ich konnte das Weinen nicht mehr zurückhalten. Ich stellte den Fernseher ab und ging hinab zu Mami. Aber es schlief den Schlaf des Gerechten und ich wandte mich ab und ging hinaus in den Garten um Heidelbeeren zu pflücken. Die alten Gefühle kamen wieder zum Vorschein.
Ich weiss, dass ich ja nie mehr mit ihm die Schönheiten der Natur erleben kann, aber ich will und muss ihm noch zeigen was mir möglich ist, auch wenn es noch so wenig ist. Und wenn eine Freundschaft nach der anderen abbröckelt, so wird die Verbundenheit zu Mami umso stärker. <u>Dieser 1. August ist für mich ein Zeichen, für Mami alles einzusetzen, es dankt dafür mit Liebe und Humor.</u>

Sonntag 4. Sept.

Mehr als einen Monat habe ich keine Eintragung mehr ins Tagebuch gemacht. Überwältigende Abweichungen hat es keine gegeben, es sei denn, dass ich meine Gemütsbewegungen berücksichtige. Ist es der krasse Wetterwechsel oder der Beginn des unweigerlich kommenden Herbstes – Winters? Dem haben wir uns zu fügen und das Beste daraus zu machen.

Heute war ein herrlicher Herbsttag, sonnig und warm. Da an Sonntagen das Laufen wegfällt, bin ich 2 ½ Std. mit dem Rollstuhl gefahren. Ich nahm es gemütlich und wir machten Zwischenhalt und kehrten im Hirschen, Wilderswil, ein. Für Mami war es anscheinend ein Herbstausflug. Es plauderte und lachte, grüsste die Leute, kurz es war ein Freudentag. Ich hoffe, dass morgen die schon lange geplante Seerundfahrt Wirklichkeit wird.

Montag 5. Sept.

Seerundfahrt mit Frau Brunner. Zuerst mit dem Auto, dann im Rollstuhl aufs Schiff. Mami realisierte sofort, dass etwas kommt. Wir gaben ihm auch das Handtäschli mit, das zeigt Mami, dass es auf Reise geht. Sofort zeigte sich Mami aufgemuntert und man sah, dass es an allem teilnahm. Wir zeigten ihm die vorüber fahrende „Lötschberg" und erklärten ihm die Anlagestellen. In Brienz eine Stunde Aufenthalt. Im Hotel Adler auf der Terrasse, Rollstuhl-gängig, gabs' Kaffee und Zuger Kirschtorte. Mami war ein Schatz und genoss den Aufenthalt. Die Rückfahrt ging per „Lötschberg", was für Mami wieder ein Ereignis war. <u>Es sagte höflich zu Frau Brunner: „ii danke vieu mau, äs isch schön gsi u hetmi gfreut."</u> Schön stieg es wieder ins Auto und ging anstandslos die Treppe hinauf. Sicher war das ein grosses Erlebnis für uns alle.

Samstag 17. Sept.

Seit ein paar Tagen scheint es langsam Winter zu werden. Letzte Nacht Schnee bis ca. 1300m. Dieser Wetterwechsel wirkt sich auch bei Mami aus. Es ist apathisch geworden. Heut gibt es Tage, wo wir nicht hinaus können. Das ist für ihns schwer. Ich erkläre ihm, dass es aber regne und kalt sei, was es dann auch begreift. Dafür ist es dann wieder munter, wenn wir wieder hinaus können. Die Freude ist offensichtlich und aus seinem Benehmen können wir schliessen, dass es den Übergang zum Winter begreift.

Heute hatte die Feuerwehr „Tag der offenen Tür". Die ganze Mannschaft war da und demonstrierte ihre Geräte. Das hatte eine grosse Wirkung auf Mami, es bekam kleine Anfälle und weinte. Frau Klassen und ich deuten es so: die Feuerwehr-Männer gaben Mami den Eindruck von einem Ernstfall. Auch da wieder: Mami nimmt vieles auf, nur kann es sich dazu nicht äussern.

Es hat momentan eine Augenentzündung und wir waren gestern in der Apotheke. Der Apotheker und eine Gehilfin schauten die Sache an und gaben uns Tropfen und eine Salbe. Das Resultat: Mami lässt sich die Augen auswaschen und Tropfen hinein tun. Ich erkläre ihm, dass die Augen krank seien und eben der Apotheker die Mittel dagegen habe. Auch das machte ihm Eindruck.

Schlussfolgerung: Mami ist immer noch in einem Zustand, wo es vieles begreift. Wichtig ist, alles was man mit ihm tut, ihm auch erklärt. Es erschreckt auch immer, wenn man unerwartet zu ihm kommt, oder eine rasche Bewegung macht. Ein Zeichen, dass es abwesend oder in einer anderen Welt ist.
Aber es ist ein liebes Mami und die Betreuung macht immer alle glücklich.

Donnerstag 29. Sept.

Diamantener Hochzeitstag

Das ist ein Tag, der wohl für alle Ehepaare ein grosses Ereignis ist. Für uns hatte es zwei Seiten.

Einmal wurde das Ereignis in aller Stille abgehalten. Nur unsere besten Betreuer waren eingeladen: Dorli und Hans Michel, Marcel und Agnes Jaunin, Frau und Herr Brunner. Michels waren so was wie Ehrengäste. Mit ihnen fuhren wir zum Mittagessen nach Iseltwald ins Hotel Du Lac. Dort offenbarte sich so richtig, dass Mami etwas von diesem Tag mitbekommen hatte. Die Freude, als wir uns an den Tisch setzten war überwältigend. Für mich war es rührend und ging mir tief. Das Mami mit uns an einem gedeckten Tisch! Wir die so vieles zusammen erlebt hatten - viele Freuden und Erlebnisse. Und nun konnten wir hier erleben, wie ein krankes Mami auf einmal aufblühte, wie es teilnahm an dem einmaligen Ereignis des Lebens. Auch an den beiden Treffen mit Jaunins und Brunners war es meist voll dabei. Ich hoffe, dass es mitbekommen hat, wo wir im Leben stehen, auch wenn alles wieder verfliegt.

Ein paar Worte über den allgemeinen Zustand. Ich glaube, dass es weniger schläft, besonders am Abend. Eine grössere Zuneigung zu mir ist festzustellen. Wenn es nicht schlafen kann und ich dann an seiner Seite bin, ist es bald weg. Auch die Aussagen „Papi" oder auch „Papeli" sagen es in dieser Richtung. Einfach wie ein Kind, wenn die Mutter bei ihm ist, wird es ruhig und fühlt sich betreut. Auch sonst ist es ein liebes Mami, geht gerne hinaus. Laufen und Rollstuhlfahren geniesst es. Und das möchte ich ihm geben, so lange wie möglich. Essen tut es sehr gut und viel. Aber der Winter macht mir trotzdem Sorgen.

Freitag 14. Okt.
Heute scheint wieder einmal alles zu stimmen. Wetter, Moral und Mami. Wir fahren mit Marcel nach Wengliswil zu Schneiders. Ich habe schon gestern Abend dem Mami gesagt morgen „gö mer de mit em Marcel zum Vreni Schneider". Seine Züge verrieten spontane Freude. Auch heute Vormittag machte ich es mehrmals darauf aufmerksam. Wieder die gleiche Freude. Dann kam der Mittag. Frau Brunner half

beim Aufstehen und Anziehen. Die schönen Kleider deuteten auf ein Ereignis hin. ¼ nach 1.00h kam Marcel. Zusammen führten wir Mami zum Auto, selbstbewusst war Mami dabei auch beim Einsteigen. Auf der Fahrt war nichts Besonderes festzustellen. Aber dann bei Schneiders, da wurde es so richtig lebendig. Wohl kam ihm die Umgebung bekannt vor. Beim Tisch auf der Laube war es voll mit dabei und wollte auch mit diskutieren. Als wir zur Heimfahrt aufbrachen, wollte es nicht zum Auto, es gab zu verstehen, dass wir noch zusammen laufen wollen, was es dann überraschend gut tat. Nach einem schönen Rundgang kam es von selber zum Auto umd machte Anstalten zum Einsteigen. Also keine Zwängerei, nein, jetzt habe ich ja was ich wollte. Auch daheim, wo uns Frau Brunner wieder behilflich war, war es lustig und hilfsbereit. Frau Brunner sagte es: „mitchoo", was also heisst, sie solle auch mal mitkommen.

<u>Schlussfolgerung: In Mamis Kopf ist noch vieles in Ordnung. Es nimmt vieles auf, was es nur in reinen Gebärden wieder geben kann. Aber eines ist sicher, es möchte mit dabei sein, es möchte seiner Freude Ausdruck geben und das wichtigste, es ist dankbar für alles was wir für ihn's tun. Was hier für Mami gilt, ist sicher auch für viele andere Menschen, die an dieser Krankheit leiden, massgebend.</u>

Freitag 4. Nov.
Diese Eintragungen haben nur indirekt mit der Krankheit zu tun. Es schildert die Konsultation bei Frau Dr. M, Zahnärztin in Interlaken. Ich machte Mami schon am Vortag auf den Besuch beim Zahnarzt aufmerksam. Am Freitag dann wieder: „hüt gömer de zum Zahnarzt." Dass es verstanden hatte, zeigte es mit dem Aufsperren des Mundes. Das heisst, dort muss ich dann eben den Mund auftun, herzig! Ich führte Mami mit dem Fahrstuhl zum Haus, wo uns Frau Brunner in Empfang nahm. Sie führte uns zum Eingang, dann mit dem Lift nach oben, 2. Stock, dann direkt in die Praxis zum Behandlungsstuhl. Keine Angst oder Aufregung, dann wechseln auf den Behandlungsstuhl, gewünschte Lage absenken und Mami war zur Behandlung bereit. Am Anfang zögerte es noch, den Mund aufzusperren, was aber mit der Zeit anders wurde. Die lokale Betäubungsspritze konnte ohne Widerstand getätigt werden. Alle vier staunten wir, wie Mami all die Manipulationen über sich ergehen liess. Bohren, spülen, desinfizieren, Masse auflegen, trocknen, wieder auftragen, und so weiter bis der Zahn die gewünschte Form hatte. Dann noch polieren und fertig war der neue Eckzahn. Schnell gesagt, was eine Stunde dauerte. In dieser Zeit hat Mami keinen Mucks gemacht. Das erinnert mich an die Behandlungen bei Dr. G, die immer in diesem Sinne verliefen.

Das zeigt deutlich, dass gewisse Zellen/Areale voll funktionieren. Ich glaube zu sehen, dass Mami mit einem gewissen Stolz vom Stuhl stieg, das heisst, wir mussten es natürlich „umladen". Indessen war es draussen dunkel geworden. Das war für Mami wieder ein Erlebnis, bei all den Lichtern heimfahren zu können. Am 23. 12., 15.10h, werden wir zur 2.ten Behandlung hinfahren.

Donnerstag 17. Nov.

Diese Eintragung ist einem Ausflug mit Mami zu Michels in Bromberg gewidmet. Wie gewohnt war Mami wieder gut gelaunt und begeistert, als es wusste, dass wir mit ihm einen Ausflug machen wollen. Willig stieg es ins Auto von Marcel ein. Auf der Fahrt war meist ein Lächeln in ihrem Gesicht. Bei Michels angelangt, machte es bei der Begrüssung freudig mit. Dann ein kurzer Spaziergang mit Dorli. Zurück zum Haus und ins Haus. Wie es da freiwillig die 2 Tritte in Angriff nahm! Einzig die Kommunikation mit den Füssen spielte nicht ganz. Dann liess es sich gerne in die Küche und dann in die Stube führen, wo es auf dem Divan ein kurzes Nickerchen machte. Beim z'Vieri machte es frohgelaunt mit. <u>Es genoss das auf Besuch sein wie einst. Bald schaltete es sich auch in die Diskussion ein. Es wollte auch mitreden.</u> Beim Aufbrechen und wieder ins Auto kein Widerstand. Glücklich war es auf der Heimfahrt und dann ins Bett, wo es sofort einschlief.

Das ist eine kurze Beschreibung einer langen Abhandlung. Aber was steckt dahinter? Sind da die Erinnerungen an vergangene Zeiten noch wach? Tauchten da Erinnerungen von unseren Besuchen bei Michels wieder auf? Wir alle waren uns einig, dass Mami alles noch in Erinnerung hat, sie kann es aber nicht ausdrücken. Darum bieten wir ihm Gelegenheit, zurück in die Vergangenheit zu schauen.

1995

Samstag 7. Jan.

Diese Aufzeichnungen sind die letzten in diesem Heft und sie bilden den Übergang ins neue Jahr. Mamis Zustand ist bis jetzt grob gesehen immer gleich geblieben. Viel schlafen, ruhige Nächte, lieb und dankbar für gute Betreuung. Was man ihm geben kann sind Besuche und Besuche empfangen, laufen und Rollstuhlfahren. Das schöne Wetter in diesem Winter hat das seinige dazu beigetragen. Mit dem Einbruch des Winters haben wir das Rollstuhlfahren dem Wetter angepasst. Ein Muff für die Hände nebst Handschuhen, eine Pelerine und darüber den Regenschutz. Für die Füsse ein Fusswärmer, der vor Gebrauch aufgeheizt wird. So ist Mami für jedes Wetter ausgerüstet. Bis jetzt konnten wir fast alle Tage hinaus, wenn nicht laufen, so doch fahren. Frau Klassner hat sich nun auch eingelebt und ist direkt verliebt in Mami und Mami hat die Pflegerinnen auch gern. Frau Brunner kommt wie immer jeden Tag vor 12.00h um Mami aufzunehmen. So sind wir ein gutes Team und wenn es mit Mami keine grossen Veränderungen gibt, hoffen wir alle, es noch lange daheim behalten zu können.

Freitag 13. Jan.

    Nach 3 Tagen Schnee ein herrlicher Tag - die Strasse schön fest gefroren. Ich entschloss mich, mit Mami gleichwohl mit dem Rollstuhl zu fahren. Schon beim Anziehen zeigte sie Freude, was sich auf der ganzen Fahrt zeigte. Am Abend hielt sie Frau Witschi direkt einen Vortrag. Es plapperte und lachte, aber auf einmal war Schluss, kein Wort mehr. Ein Vorfall der sich öfters zeigte. Zum Einschlafen musste ich etwas mit Liebe nachhelfen, was in letzter Zeit öfters vorkommt.

Donnerstag 2. Februar

    Besuch von Albert und Marlies Auf der Mauer. Sie sind wohl ca. 1 Jahr nicht mehr da gewesen. Wir drei waren überzeugt, Mami hat sie erkannt. Ist es möglich oder ein Trugschluss. Es war sofort ganz anders, gesprächig und humorvoll. Ich versuchte, ihm die Zusammenhänge zu erklären. Es anderseits wollte an der Diskussion teilnehmen, sprach, setzte wieder aus und studierte. Zusammen gingen wir über den Flugplatz. Bei den 5 Eseln machten wir Halt. Mami war sehr interessiert und wollte sie auch streicheln. Es war nicht passiv, sondern wollte allerlei erzählen. Von Marlies liess es sich gerne betreuen. Die Frage hängt in der Luft: Ist das Langzeit-Gedächtnis noch weitgehend intakt?

Samstag, 4. Februar

    Ein trüber Tag, am Nachmittag Regen, aber Mami brauchte deswegen nicht auf den Ausgang zu verzichten. Mit Regenschutz versehen starteten wir für eine Fahrt durchs Dorf. Die Reaktion blieb nicht aus. Ein so glückliches Mami überraschte uns gewaltig. Das Erstaunlichste, es konnte sprechen wie ganz selten. Es realisierte und kommentierte alles. Klar, zusammenhängend war nichts, aber so zwei oder drei Wörter kommen deutlich. Und eben Freude hatte es und lachte und strahlte. Zur Nachahmung empfohlen !

Ostern 16. April

    Ungefähr 2 Monate sind seit meiner letzten Eintragung vergangen. Mamis Verhalten hat sich sehr wenig verändert. Was zu vermerken ist, sind Essen und Laufen. Bei diesen beiden Sachen geht es langsam abwärts. Beim Laufen hängt es stark nach vorn, was natürlich alles erschwert. Auch ist sein Zustand dabei jeden Tag anders. Am Rollstuhlfahren hat es wie seit jeher grosse Freude. Der Modus ist: ½ Std. laufen, den Baumgartenstrassen-Kehr, 1-2 Std. fahren - je nach Wetter.
Nachts und Tags ist es sonst sehr ruhig und mit dem Pflege-Modus geht es gut. Die neue Heimpflegerin Frau Fuchs nimmt es nicht gänzlich als Pflegerin an, da sie ja nur alle 3 Wochen als Ablösung kommt. Vom Liegen hat Mami bis jetzt keine Druckstellen oder Rötungen, was sicher Frau Witschi zu verdanken ist.

18. Juni

    Familientreffen im Café Brunner, Matten. Es war zugleich die offizielle Diamantene Hochzeit, wo wir die ganze Familie beisammen waren.
<u>Auch hier erlebten wir ein altes Mami neu. Das Wort „Diamantene Hochzeit" hatte scheinbar Signalwirkung. Vergessen war die Krankheit, die es nun schon 7 volle Jahre</u>

trägt. Es wollte mitreden und lachte wie einst. Auch die grosse Dekoration machte ihm sichtlich Eindruck

Gedanken zur Diamantenen Hochzeit

**60 Jahre haben wir Freud und Leid geteilt,
es war nicht immer Honigschlecken in dieser Zeit.
Viel Freude haben wir zusammen genossen,
aber auch Schweres blieb uns nicht verschlossen.
Vor 60 Jahren haben wir uns Treue versprochen
und einander beizustehen auch in dunklen Wochen.**

**Nun ist es anders gekommen als wir geglaubt,
eine Krankheit hat Mami die Gesundheit geraubt.
Das Leben ist deswegen nicht trüber geworden,
Pflegen und Betreuen sind das Schönste im Leben.
Drum versuche ich auch heute, es an Mami zu geben.**

**Wie lange mir dazu die Kraft reicht
Liegt nicht in meiner Hand.**

Wenn ich schon am Schreiben bin, will ich doch auch wieder einmal etwas über den allgemeinen Zustand von Mami schreiben.

Eigentlich hat sich nur wenig verändert, abgesehen vom Laufen. Da gibt es langsam aber konstant nach. Sein Verhalten ist nur unmerklich anders. Es schläft viel, ist die ganze Nacht ruhig, liegt ohne eine Veränderung im Bett. Freude hat es am Laufen und dem Rollstuhlfahren. Da hat es Eindrücke von allem was fährt und läuft. Dankbar ist es für ein kurzes Gespräch von Passantinnen, eventuell auch Schulkameradinnen. Wenn es im Hause noch so träge ist, wenn es ans Laufen geht, so taut es auf. Gibt es etwas Schöneres als ein strahlendes Mami! Was ist und bleibt, wir müssen Mami immer zu zweit betreuen, sei es aufstehen, vom Bett in die Küche oder laufen, kurz alles. Gerne würde ich Mami allein betreuen, aber es geht mit dem besten Willen nicht. Frau Witschi ist natürlich sehr verantwortlich dafür, dass Mami immer noch so gut beieinander ist.

Samstag 3. Sept.
     Seit einer Woche konnten wir mit Mami nicht mehr hinaus. Das Wetter spielte verrückt, Schnee bis auf 1800M in höheren Lagen eine Schneedecke von bis 70cm. Die Nächte waren nur leicht über dem 0°-Punkt. Das hatte vermutlich auch einen

grossen Einfluss auf Mami. Es ist apathisch, redet nur noch selten ein paar unverständliche Worte und lacht nur selten.

Freitag 2. Sept.
Gestern Freitag 2. Sept. machte Dr. W eine Routine-Untersuchung. Alles in Ordnung - Blutdruck 110-70, Puls 72, was dem langen Durchschnitt entspricht. Was Frau Brunner Bedenken macht, ist die kleine Menge an Flüssigkeitsaufnahme. Doch wenn es nicht schlimmer wird, so drängt sich keine spezielle Massnahme auf.
(Am Donnerstag 31. August mussten wir einen Einlauf machen, da der Stuhl seit 4 Tagen ausgeblieben ist. Mit einer „Birne" ging alles gut. Bei Bedarf werden wir diese Methode wieder anwenden. Wenn das Wetter wieder wärmer wird, werden wir mit Mami wieder hinaus gehen und dann wird sich zeigen, ob es schwächer geworden ist.)

Die grosse Wende

Sonntag 17. Sept.
     Was wir alle schon lange erwartet haben, ist nun eingetroffen. Der seit bald zwei Jahren dauernde Zustand ist nun abgebrochen und beendet worden. Wir haben heute mit Mami nochmals einen schönen, gemeinsamen Tag im Restaurant Du Lac in Iseltwald verbringen wollen, immer mit dem Gedanken, vielleicht ist es das letzte Mal. Und das war es nun wirklich.

Freilich hatte es in den letzten Tagen viel geschlafen und war auch apathisch geworden. Schon beim Eintritt ins resp. Fahren zum Restaurant zeigte es keine Zeichen der Gemütserregung. Nun kam das Essen, Fisch extra für ihns. Der erste Bissen behielt es im Mund, drehte und hustete und war bald dem Ersticken nahe. So mussten wir die Übung abbrechen. Kein Zeichen von Freude oder ein Lachen. So blieb es den ganzen Nachmittag. Hans schob es im Rollstuhl durchs Dorf, aber keine Anteilnahme.
Das Umladen vom Stuhl ins Bett war eine Routinesache. Nur einmal lachte es kurz als ihns Dorli streichelte. <u>Für mich war es klar, eine Wende nach unten war nun Tatsache.</u>

Dienstag 19. Sept.
     Montag und Dienstag verliefen gleich: schlafen, sich einfach wie ein Stück Holz herum schieben lassen. Essen praktisch nichts. Auch Wasser und Stuhl bleiben aus, oder nur im Bett. Was fast unverständlich ist: draussen kann es laufen wie in den letzten Tagen. Sobald es vom Rollstuhl aufgestanden war, setzte es zum Laufen an

und drehte eine Runde um den Coop-Laden, dann wie gewohnt weiter zum Geländer, um dann mit dem Rollstuhl zu fahren. Aber dann kam wieder die grosse Abwesenheit.

Freitag 22. Sept.
Vrenelis Vermählung mit Vincenzo in Freiburg. Nun muss ich einfach Mami den Betreuerinnen übergeben.

Ich war den ganzen Tag in einer sehr schlechten Verfassung. Schlecht geschlafen und die verrücktesten Träume. Ungern verliess ich das Haus und erst gegen Abend kam eine Besserung.

Als ich Mami begrüsste mit „dr Papi isch wider da", war nicht die kleinste Rührung zu spüren. Sonst strahlte es immer, wenn ich für längere Zeit fort war. Frau Brunner konnte auch nichts mit ihm anfangen. Es nahm keine Nahrung oder Flüssigkeit auf. Ein Einlauf hatte auch keine Wirkung. Was mich schockierte, waren die weissen Augen.

Samstag 23. Sept.
Ich wartete mit dem Morgenessen bis nach der Körperpflege. Aber erst so nach 10.00h konnte ich ihm etwas eingeben. Am Mittag das gleiche. Weil es ein ganz schöner und warmer Tag war, beschoss ich doch noch einmal mit ihm zu fahren, es kann ja das letzte Mal sein.
Ich hatte das Gefühl, es geniesse diesen schönen Tag.
Wieder im Bett, machte ich ihm wieder ein Klistier, aber bis jetzt ist kein Resultat. Eine Überraschung beim Nachtessen: Auf einmal konnte ich ihm die Milch löffelweise eingeben, als würde diese einfach den Hals runter laufen. So hat es 2 Tassen getrunken. Dann kam wieder die Müdigkeit und es schloss die Augen. Für mich war es nun die Frage, wird es wieder aufwachen.

Letzte Phase

Sonntag 8. Okt.
Heute mache ich die letzte Eintragung. Mamis Leben hat einen menschenwürdigen Abschluss gefunden.

Am 17. Sept. wollten wir Mami nochmals einen schönen Tag schenken. Mit Hans und Dorli Michel fuhren wir nach Iseltwald, ins Hotel Du Lac zum Mittagessen. Doch für Mami war die Zeit schon gelaufen. Keinen Bissen konnte es schlucken, keine Freude oder Teilnahme an diesem schönen Tag. Das Rollstuhlfahren mit Hans nahm es teilnahmslos hin. Wir waren schockiert. Hat nun die letzte Phase in seinem Leben begonnen?

Die vergangenen 8 Tage bis zum 25. 9. waren vom Ableben gezeichnet. Das Atmen machte ihm Schwierigkeiten, Essen und Trinken wurden unmöglich.
Am Montag, 25. Okt. kommt die grosse Wende

Dr. W ordnet eine sofortige Einlieferung ins Spital an. Die Ärzte haben den Zustand begriffen. Wir vereinbaren: Es wird keine Lebensverlängerung angestrebt, nur eine Erleichterung des Todes. Durch eine Infusion wird ihm Wasser zugeführt, es wird an den Sauerstoff angeschlossen. So wird sein Zustand erträglich. Ich bin so viel wie möglich bei ihm.

Vom 29. 9. bis zu seinem Tod am 1. 10. um 23.00h war ich bei ihm.
Dann kam der Tod auf leisen Sohlen. Still und in Frieden konnte Mami hinüber schlafen. Gott gebe ihm seinen Frieden. 7 Jahre ertrug es diese Krankheit und alle die es pflegten, durften die Liebe von Mami erleben.

ENDE

Anhang 1

Alzheimer – ein neues Erleben

Alzheimer, eine neue Krankheit, ein neuer Name geht um die Welt. Millionen sind betroffen, allein in der Schweiz sollen es über 50.000 sein. Dabei kommen auf jeden Direktbetroffenen 2 Mitbetroffene. Sei es nun in der Familie, im Spital oder in einem Heim.

Heimtückisch ist sie und ihr Bild vielfältig. Jahre lang leidet der oder die Betroffene daran, bis endlich der Tod sie davon erlöst. Vielmals zerbricht eine allein betreuende Person noch eher an diesen tragischen Umständen, als der erkrankte Mensch selber. Je nach Stadium heisst es 24 Stunden im Tag präsent zu sein. Meist kommt dann die Zeit, wo eine Alleinbetreuung nicht mehr möglich ist. Zu zweit muss dem Patienten Hilfestellung gegeben werden.

Zu der Betreuung selber kommt noch das Verhalten der lieben Mitmenschen! Bald merkt man, dass der Freundeskreis kleiner und kleiner wird. Was übrig bleibt, sind leere Bewunderungen. <u>Widerwärtig wird es mit der Zeit, immer das Gleiche zu hören wie „ich bewundere dich", oder „das ist ja grossartig was du oder sie da leistet". Aber die kleinste Hilfe bleibt ein Traum.</u> Wenn Hilfe kommt, dann nur gegen bares Geld. Der alte Spruch „Ohne Geld keine Schweizer" wird da traurige Wahrheit.

In diesen Zeilen liegt eine vielfältige Palette zugrunde, welche nicht in allen Details erwähnt werden kann. Im Nachstehenden möchte ich zum eigentlichen Kern dieser Abhandlung vorstossen, zum Verhältnis Betreuer-Patient. In diesem Falle handelt es sich um das Verhältnis zu meiner Lebensgefährtin. Sechs Jahre sind verflossen, seit die ersten Anzeichen einer damals noch verkannten Krankheit auftraten.

Wie es in einem solchen Fall ist, man konsultiert zuerst eine Psychologin. Resultat: Ausser Spesen nichts gewesen. Dann einen Nervenarzt. Die lapidare Feststellung: Es ist das Alter. Eure Frau ist nicht mehr jung. Er verschrieb Mittel, die wir zum Schluss noch zum grossen Teil selbst bezahlen mussten. Erst als ich für die Krankenkasse ein Zeugnis haben musste, liess er die Katze aus dem Sack: Alzheimer-Krankheit.

Somit brach ich die Verbindung ab und betreute meine Frau mit Liebe und Geduld, dies fast zwei Jahre lang. Dann geschah ein Unfall: Schenkelhalsbruch – Spital.

Dort zeigte sich dann diese Krankheit in all ihren Facetten. Um meinem Mami das Leben noch lebenswert zu machen, betreute ich es 6 Wochen lang im Tag 6 Stunden. Natürlich gratis versteht sich. Was ich nach acht Wochen aus dem Spital zurück erhielt, war eine Ruine.

Nun kam für mich die strenge Zeit der Betreuung und der Aufbauarbeit. Mit Liebe, Geduld und Ausdauer brachte ich es soweit, dass Mami wieder ruhiger wurde. Es war fast so, als ob es das Vertrauen in seine Umwelt wieder gefunden hätte. Nach einem halben Jahr fand es wieder einen ruhigen Schlaf. Die aggressiven Anfälle liessen nach. Ein vertrauliches Verhältnis bahnte sich an. Zur gleichen Zeit fiel es in die totale Abhängigkeit. Gleichzeitig baute sich ein inniges Verhältnis auf. Bei ihm ist der Papi wohl alles, auch wenn es mal dreinschlägt, was aber mehr eine Abwehrreaktion ist als gegen den Betreuer gerichtet. Inzwischen ist es nun soweit gekommen, dass ich ohne eine Zweitperson nichts mehr machen kann. Aufstehen, waschen, laufen, wieder ins Bett legen, kurz einfach alles.

<u>Und da bin ich beim Kernstück meiner Überschrift:</u> <u>Ein neues Erleben.</u>
<u>Für mich ist diese Zeit eine Art Krönung unserer Ehe. Ein Leben ganz für den Partner.</u>
<u>Alles andere ist unwichtig. Ich sehe, wie schön ein Leben für den Nächsten ist.</u> Am Morgen fängt es beim Erwachen an, küssen, streicheln, wie geht's, gut geschlafen. Meistens gibt es keine Antwort. Ich muss hier erwähnen, dass die Sprache zu 99% ein unverständliches Durcheinander ist. Dann kommt das Morgenessen. Da kann es halt mal vorkommen, dass der Schlaf stärker ist. Also warten bis die Heimpflegerin da ist. Zusammen aufstehen, wobei dann auch Mami wach wird und manchmal viel zu „erzählen" weiss. Bald sind wir drei in ein lustiges Gespräch verwickelt. Dann wird es trocken gelegt, resp. zuerst gewaschen und wieder ins Bett gelegt.

Den Vormittag braucht Mami zum Schlafen, manchmal fast ohne zu erwachen. Wie schön ist es, ans Bett zu treten, ein glückliches Mami friedlich in den Kissen zu sehen, den Teddy im Arm. Erwähnenswert ist auf jeden Fall der Teddy im Leben von Mami!

Um zwölf kommt dann Frau Brunner, unsere treue Betreuerin in allen Belangen. Da kommt nun das herzige Mami so richtig in sein Element. Sein Lachen reisst uns beide mit. Wieder ein Moment der Liebe und Verbundenheit. Das Mittagessen nimmt bis ¾ Stunden in Anspruch. Da gibt es nur eines, Geduld.

Um 2.00Uhr machen wir uns bereit zum Laufen. Die Freude, die Mami zeigt, wenn es heisst „so Mami, jetzt gömer ga laufe"!

Mit dem Herbst hat die Kraft für diese Aktionen abgenommen. Noch ca. 50% ist da von dem, was im Sommer drin lag. Dafür ist das Fahrstuhlfahren ein beliebtes Hobby. Was gibt es Schöneres als so ein Mami durch die schöne Landschaft zu führen. Und wenn es dann anfängt zu singen, natürlich auf seine Art.

Alles wird ihm erklärt, die Flugzeuge auf dem Flugplatz, für die hat es grosses Interesse. Die Kühe, die Autos die herum rasen. So um vier ist auch der Ausflug vorbei und Mami geht gerne wieder ins Bett.

Am Abend ist noch einmal die vollumfängliche Körperpflege dran und dann ins Bett, wo es auch das Nachtessen bekommt. Wie schön ist es, ihm das Essen einzugeben. Ob es bald einschläft oder nicht ist verschieden. Aber ich kann sicher sein, dass es eine ruhige Nacht gibt. Wenn es mal erwacht und etwas plappert, so brauche ich nur ihr meine Nähe zu signalisieren und sage „Mameli dr Papi isch bi der". Dann ist die Geborgenheit da und es schläft sofort wieder ein.

Das ist so ein Tagesablauf. Wie viele schöne Momente da drin liegen ist von Tag zu Tag verschieden. Aber eines ist sicher, das was mir Mami bietet, liegt weit über dem Rummel der Welt. Glück und Zufriedenheit lässt sich nicht kaufen. <u>Würden mehr Kranke so betreut, unsere Gesellschaft würde gewinnen. Das menschliche Zusammenleben würde wieder aufgewertet.</u>

Aber lassen wir das, das ist ein Traum, der wohl nie verwirklicht wird!

Otto Glanzmann

Anhang 2

<u>Warum ?</u>

Es ist gegen Mitternacht,
ich sitze am Sterbebett meines geliebten Mamis.
Sein Herz hat aufgehört zu schlagen,
seine Augen sind halb geschlossen.
Ich drücke sie ganz sanft zu,
es muss doch schlafen.
Schlafen für immer, es gibt kein Erwachen.
Ich verfalle in ein lautes Weinen
und auf einmal kommt das Wort
Warum ?
Warum musst Du sterben?
Warum dürfen wir niemals mehr zusammen Freud und Leid teilen?
Warum hat uns das Schicksal getrennt?
Das Wort Warum bleibt im Raum,
es gibt keine Antwort.
Dazu ist es das Selbstverständlichste der Natur.
Alles auf der Welt ist dem Grundsatz unterworfen:
Werden und Vergehen.

Der harte Granit am Berg,
das Sandkorn im Bach.
Der Elefant auf der Savanne,
der Wurm im Boden.
Der farbenprächtige Schmetterling
und die lästige Steckmücke.
Warum sollte der Mensch eine Ausnahme sein?
Ich weiss es und doch ist es schwer.
Die Stunde des Sterbens trifft jeden.
Das Gesetz der Natur macht keine Ausnahme.
Und doch bleibt die Frage: Warum?

Otti

Anhang 3

Gedanken zu meinem 79. Geburtstag

Heut vor 79 Jahren wurde ich geboren,
ohne Zahn und kurz geschoren.
Das Geburtshaus war kein Palast,
dafür war wohl Schmalhans oft zu Gast.
Das Häuschen steht noch heut' am Wegesrand,
dass es mein Geburtshaus ist, ist unbekannt.
Würd ich leben als Poet,
Künstler oder sonst Genie,
dann würd man lesen „de Glanzmann kommt vo hie"!
Gerne würde ich es noch einmal sehn,
mit ihm zusammen im Leben stehn.

Ich war das letzte und fünfte Kind,
wovon heut'nur noch zwei am Leben sind.
Woran wir gelebt kann ich nicht sagen,
ich war noch zu jung um zu fragen.
Eines ist sicher, welch ein Hohn,
Dankeschön war des Taglöhners Lohn.

Ein eigenes Güetli sollte die Sorgen verringern.
Ob es so war kann ich mich nicht mehr erinnern.
Zum Leben zu wenig,
zum Sterben zu viel,
so führte der Weg wieder zum vorher gehabten Ziel.

Heute jammern die Bauern, es lohnt sich nicht.
Wie es früher war, von dem reden sie nicht.
Vater und Mutter kamen aus gutem Haus,
doch was da passierte ist mir noch heute ein Graus.
Die einen setzten sich an den gedeckten Tisch,
den andern warfen sie die Knochen hin, da friss!

So wurden beide abgespiesen,
als Knecht und Magd in die Fremde verwiesen.
Die gute alte Zeit mir noch in Erinnerung ist,

ob es heute besser ist, ist ungewiss.

nur die Schale ist schwarz oder weiss.

Dann kam die Zeit wo auch ich auszog.
Vater und Mutter teilten weiter ihr Los.
Die Lehre, ich denk nicht gern zurück,
nur nicht grübeln, sonst werd' ich verrückt.
3 ¼ Jahre chrampfen wie ein Sklav',
ohne Lohn nur für den Frass.
Die Krise, der Krieg, man hat sich durchgebissen,
schon wieder waren die Zeiten verschissen.

Dann endlich kam eine bessere Zeit,
zu fünft, ich hab es nie bereut.
Die Arbeit die ich gewünscht,
wenn auch nicht immer in rosa getünkt.
Wenn ich heut vor dem 80. steh,
so muss ich sagen „i miechs na meh!"

Wenn ich heute mein Mami pflege,
denk ich an die schönsten Zeiten in unserem Leben.
Unsere karge Freizeit galt der Natur,
schon mit den Kindern fast ohne Geld durch Wald und Flur.
Der Bergsturz, dem wir uns verschrieben,
gab uns den grossen inneren Frieden.

Die Reisen mit Hans und Dorli,
es gäbe ein dickes Heft, wollt ich erzählen, was wir zusammen erlebt.
Nehmen und Geben, für uns das Selbstverständlichste der Welt,
hat beiderseits das Leben mit goldener Sonne erhellt.

So denke ich dankbar zurück.
Bin mit mir und der Welt zufrieden
Und lebe weiter im Glück.

Geschrieben am 6. April anno 1992
Otto der Träumer

Textabschrift/Bearbeitung
Flavia Nodari, Zürich
2015

Alzheimer, das Tagebuch

Das Tagebuch gibt einen tiefen Einblick in die Problematik im Zusammenleben mit der Alzheimer-Krankheit und den Anforderungen an einen Partner, an die Kinder, die Bekannten, die Nachbarn und an die Gesellschaft, in der die Betroffenen leben. Es zeigt die Schwierigkeit des Erkennens, vermischt mit dem nicht wahrnehmen wollen der schleichend daherkommenden Symptome. Langsam übersteigen die Anzeichen jedoch immer öfter alle Grenzen. Dann ist die Krankheit mit ihrer vollen Wucht da. Unkontrollierte, extreme Aggressionen und Tätlichkeiten der Kranken wechseln mit Passivität, dann wieder mit Liebe und Freude ab.

Das Buch beschreibt das Leben des 80-jährigen Ehemannes mit seiner an Alzheimer erkrankten Ehefrau während ihrer letzten sieben Lebensjahre der 60jährigen Ehe. Der Ehepartner lebte total für seine Frau. Er findet die Pflege nicht nur ein Leiden sondern auch ein Ausdruck der Liebe das ihm ein Gefühl von Glück und Zufriedenheit gibt.

ISBN 9783734793103